谨以此书献给

小乡镇医院的妇产科医生、初入行医生和关心妇科健康的女士

妇产科临床纪要

Impressive Records in Sixty Years' Obstetric and Gynecologic Practice

郑华恩　著

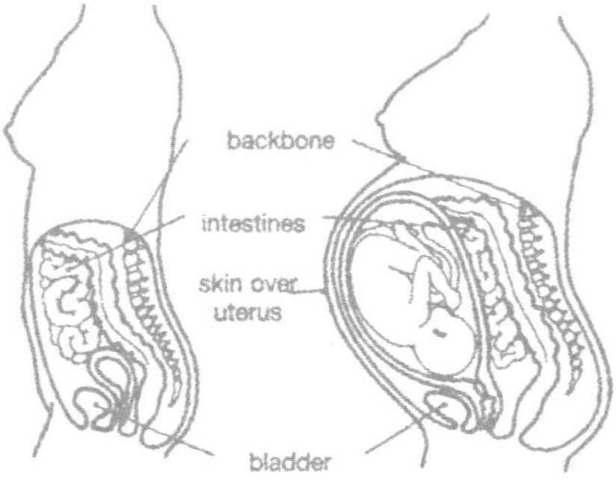

暨南大學出版社
JINAN UNIVERSITY PRESS

中国·广州

图书在版编目（CIP）数据

妇产科临床纪要/郑华恩著.—广州：暨南大学出版社，2012.6
ISBN 978-7-5668-0110-4

Ⅰ.①妇… Ⅱ.①郑… Ⅲ.①妇产科病—诊疗 Ⅳ.①R71

中国版本图书馆 CIP 数据核字（2012）第 022211 号

出版发行：暨南大学出版社

地　址：中国广州暨南大学
电　话：总编室（8620）85221601
　　　　营销部（8620）85225284　85228291　85228292（邮购）
传　真：（8620）85221583（办公室）85223774（营销部）
邮　编：510630
网　址：http://www.jnupress.com　http://press.jnu.edu.cn

排　版：广州市天河星辰文化发展部照排中心
印　刷：广州市怡升印刷有限公司

开　本：850mm×1168mm　1/32
印　张：5
字　数：80 千
版　次：2012 年 6 月第 1 版
印　次：2012 年 6 月第 1 次

定　价：28.00 元

作者简历

姓名

郑华恩

学历

1952 年　广州岭南大学医学院毕业

工作经历

1953—1959 年　云南省德宏州潞西县潞西民族医院院长

1960—1969 年　云南省德宏州民族医院副院长

1970—1972 年　云南省保山市腾冲县固东卫生

所医师

1973—1975 年　云南省保山市腾冲县县医院革委会副主任

1976—1981 年　云南省德宏州民族医院副院长

1982—1988 年　广东省中山医学院第三附属医院妇产科主任、妇产科教研室主任

1989—1993 年　广州市天河区计划生育协会副会长

1994 年至今　退休

技术职称

1960 年　云南省德宏州民族医院妇产科主治医师

1982 年　云南省德宏州民族医院妇产科主任医师

1985 年　广东省中山医学院第三附属医院妇产科主任医师

1989 年　广东省中山医科大学妇产科教授

荣誉证书

1994 年　因对医疗卫生事业的突出贡献受国务院表彰，获政府特殊津贴证书

1995 年　获《中国专家大辞典》入编荣誉证书

1996 年　获《广东高级专家大辞典》入编荣誉证书

嘉奖

1985 年　广东省中山医科大学优秀教师

主要著作

（1）有关“外阴瘙痒”的内容被收录至《现代妇科治疗学》一书中。

参见：郑惠国，梁素娣．现代妇科治疗学［M］．广州：广东科技出版社，1995. 1 ~ 11.

（2）有关“分娩异常”的内容被收录至《现代产科治疗学》一书中。

参见：李大慈．现代产科治疗学［M］．广州：广东科技出版社，1997. 132 ~ 159.

（3）有关“吸宫细胞学检查诊断早孕”的内容被收录至《云南医学》1982 年第 3 卷第 6 期第 358 ~ 360 页。

（4）有关“月经周期中子宫内膜细胞学与组织学对照的初步研究（英文）”的内容被收录至北京国际生殖内分泌学术讨论会《论文摘要汇编(1988 年)》。

（5）有关“子宫内膜细胞学诊断排卵”的内容

被收录至《中国实用妇科与产科杂志》1995 年第 11 卷第 2 期第 91 ~92 页。

翻译

（1）英译中：有关计划生育的文章。

综述：《国外绝育术进展》发表于《国外医学·计划生育分册》1983 年第 4 期第 145 页。

摘译：《经产妇节育器放置：多个中心 Lippes D 环、TCu220C 及 Cu7 随机比较试验》发表于《国外医学·计划生育分册》1983 年第 4 期第 175 页。

《染色体异常在 150 对自然流产夫妇》发表于《国外医学·计划生育分册》1983 年第 4 期第 183 页。

《人工授精 48 小时后宫颈黏液活动精虫数与妊娠的关系》发表于《国外医学·计划生育分册》1983 年第 3 期封三。

《不同左旋 18－甲基炔诺酮剂型长期皮下植入后的血浆浓度》发表于《国外医学·计划生育分册》1984 年第 1 期第 41 页。

（2）中译英：有关中医学的文章。

译文均发表于 Ping-Chung Leung，Charlie Changli

Xue 主编的“Annals of Traditional Chinese Medicine”系列丛书，具体翻译篇章如下：

Advances in Research of Angiogenesis Effect of Traditional Chinese Medicine. In：*Chinese Medicine—Modern Practice*. Vol. 1. Chapter 3. Singapore：World Scientific Publishing Co. Pte. Ltd.，2005. 31－39.

The Recognition and Challenge of Drug Metabolism and Pharmacokinetics in Modernisation Research in Traditional Chinese Medicine . In：*Current Review of Chinese Medicine Quality Material*. Vol 2. Chapter 10. Singapore：World Scientific Publishing Co. Pte. Ltd.，2006. 173－195.

Clinical Evaluation of Herbal Formual Decotion in Treating Non-Small Cell Lung Cancer by Various Rating Scales. In：*Alternative Treatment for Cancer*. Vol. 3. Chapter 13. Singapore：World Scientific Publishing Co. Pte. Ltd.，2007. 301－318.

Herbal Formulation for Anti-Aging. In：*Healthy Aging*. Vol. 4. Chapter 6. Singapore：World Scientific Publishing Co. Pte. Ltd.，2011. 121－142.

内容提要

本书是一本很有特色的妇产科临床纪要。作者总结近60年的从医经验，对妇产科临床上一些常遇到的问题，进行深入而具体的阐述，并结合国内外的看法，对一些要点给予评论。从新中国成立到现在，60余年间，我国的医疗情况已经发生翻天覆地的变化，本书的内容在一定程度上反映了这种变化历程。除技术性内容外，书中还收录了作者对国内权威性妇产科刊物与书籍在某些问题上的原则性评论。

本书对妇科的物理检查——妇科双合诊检查作了广泛而深入的阐述，提出子宫韧带张力检查，并对此检查发表了独到的见解。子宫韧带张力检查对诊治慢性盆腔炎有重要作用。慢性盆腔炎是妇科的常见病，而临床治疗往往难以根治此病。本书提出一整套对慢性盆腔炎疗效显著的中西医结合的治疗方法及临床治愈的标准。

不孕症是现代社会困扰部分家庭的顽疾，2009年9月19—20日，在成都召开的“西部地区生殖健康暨不孕不育症专业学术进展研讨会”传出消息：我国育龄人群不孕不育症的发生率从20世纪80年代的8%上升到了现在的10%～12%。不孕症与慢性盆腔炎有极其密切的关系，由慢性盆腔炎最终导致不孕症的病例不在少数。治好了慢性盆腔炎，相当一部分患者就有机会成功怀孕。笔者将中西医结合的治疗方法应用于不孕症治疗，使输卵管阻塞的疗效得到提高，也展示了中药在促进排卵方面出人意料的效果。除此之外，不孕症与内分泌失调也有密切关系。本书对月经失调、排卵障碍等提出了不同的诊断与治疗方法。

子宫全切除术为妇科常见手术，该手术的关键部分是避免输尿管损伤，本书对此介绍了多种方法，并作了细致的叙述。这一内容在一般的妇科图书中不易见到。

在产科方面，本书对产钳术和产科会阴侧切与缝合术有非常具体的叙述。产钳术在目前国内较多使用剖宫产术的情况下已逐渐少用，很多书籍对产钳术的介绍都只是一笔带过，不多加笔墨。本书对产钳术作了较详尽的描述，并提出对枕后位产钳术应有的关注。在会阴侧切失败后再次手术方面，书中有非常详细的介绍。

分娩期子宫颈口狭窄的手术处理是本书的一个亮点。目前，国内普遍热衷于剖宫产术，而忽略了以产科阴道手术方法来解决问题。实际上，运用此方法，不但操作简单，而且免除了剖腹，可使产妇大大减少痛苦，对临床产科极有参考价值。

弥散性血管内凝血是产科中的棘手问题，本书介绍不同情况下的不同处理原则与方法，并附有病例作参考。在妇产科病人突然死亡方面，本书提出空气栓塞这个容易被忽略的原因，并提供了支持这一观点的一些具体病例，值得注意。

本书对剖宫产术中的胎头娩出问题作了深入探讨。对子宫下段切口的横切与直切，结合国内外的观点和作者的经验，进行了临床上的比较。这一内容在一般的产科书中鲜有出现。

此外，书中对婚前性知识的普及，以及更年期患者通常存在的临床上和心理上的问题，提出了值得深入思考的意见。

本书有较强的实用性和一定的思想性，以期为妇产科临床工作者提供有价值的参考。

前言

1952年，我毕业于广州岭南大学医学院，在区卫生所、县医院、州医院和大学附属医院都工作过。新中国成立初期，边疆少数民族地区的医疗卫生事业几乎一片空白，各专科拥有执业资格证书的医生很少，医疗人才极度匮乏，一名医生不得不接诊不同病症的病人，我就曾治过多种病，包括为病人拔牙、修补兔唇、切除阑尾、为三叉神经痛面部痉挛病人的神经节注射无水酒精，甚至还为牛做过

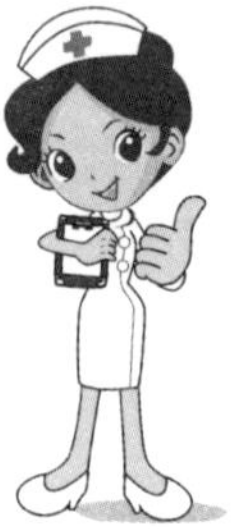

剖腹产手术。

人生历程中的每一件事，就像拼图上的一块块小纸板，把所有的纸板拼凑起来，就能形成一幅完整的图画。在青年时期，为了治病救人，我从香港来到边疆地区工作了30年，如今回到自己出生和学习的地方，静静地回忆往事，并把以前一些工作的经验和想法记录下来，是一件颇有价值的事。

谨以此书献给我的爱妻罗瑶琴，永远感激她对我无微不至的关怀和对我工作无私的支持与帮助。

我深深地怀念她。

郑华恩
2012年2月

目 录

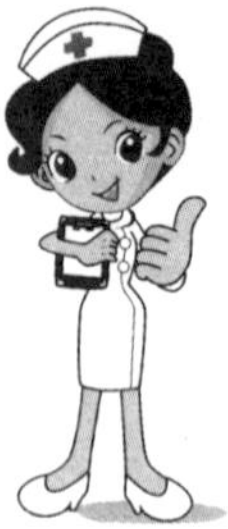

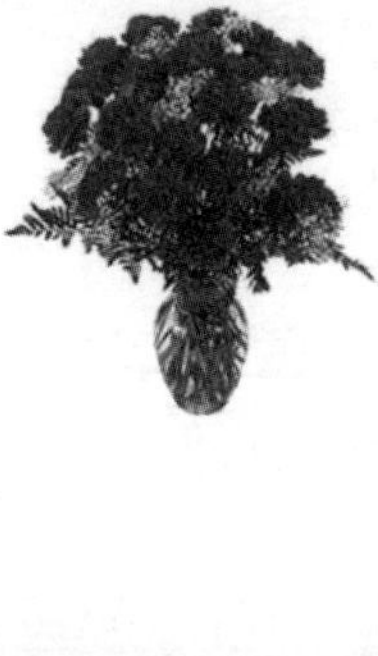

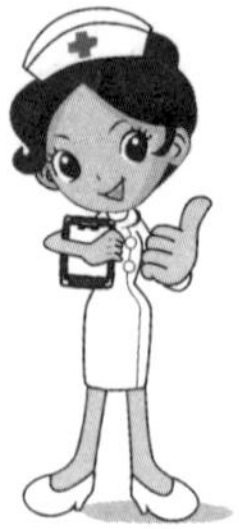

【一】妇科双合诊检查

近几十年来，医疗检测仪器有了飞速的发展，例如，CT、MRI、超声波等仪器能发现盆腔较深藏、较细小的病灶，但这些检查不能完全代替用人手进行的检查，因为后者能直接感知，如囊性、实性、移动性、病人对检查的反应等。所有这些检查，加上病人的症状、病史和化验结果，综合起来，才能使医生对病情有一个完整的印象，从而作出诊断并提出治疗方案。

1. 子宫韧带张力检查

对正常人来说，子宫韧带和周围的结缔组织对子宫位置的维持起到很大的作用。在这些组织中，与子宫颈有联系的有主韧带（从子宫颈上段横向伸至盆壁）、子宫骶韧带及子宫颈—膀胱—耻骨结缔组织。这些韧带和结缔组织含有丰富的血管、淋巴和神经组织。在进行妇科双合诊检查时，正常人的子宫体和子宫颈，不管如何摆动它，都不会引起疼痛。但是，当盆腔存在炎症时，摆动子宫颈就会引起疼痛。这是因为，这些韧带和结缔组织由于炎症而肿胀、充血，受到牵引时产生张力，进而引起疼痛。检查时，摆动比较容易接触的部分——子宫颈，就能牵动与子宫颈上部相连的韧带和结缔组织。检查时手指尖要抵着阴道穹窿部，使手指用力于子宫颈上段，向所需要的方向摆动。例如，向右摆动，左侧主韧带被牵引而产生张力，如果有炎症，病人会感觉左侧下腹疼痛。而在正常情况下，这样摆动是不会产生疼痛感的，见图 1 和图 2。

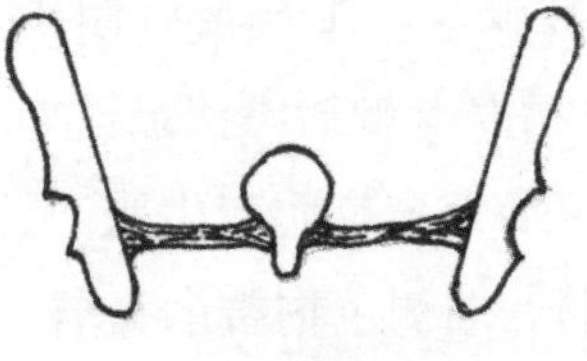

图1　子宫颈两侧
子宫主韧带

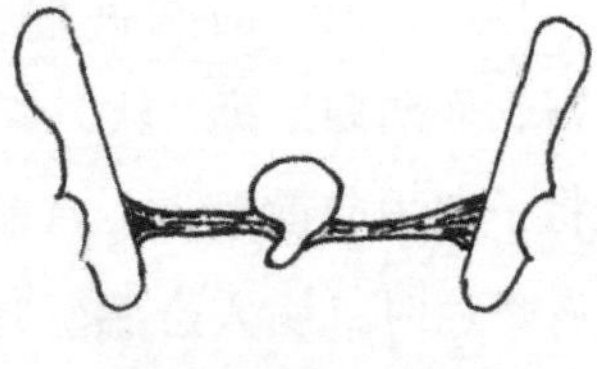

图2　将子宫颈摆向右侧，左侧
主韧带受牵引，张力增加

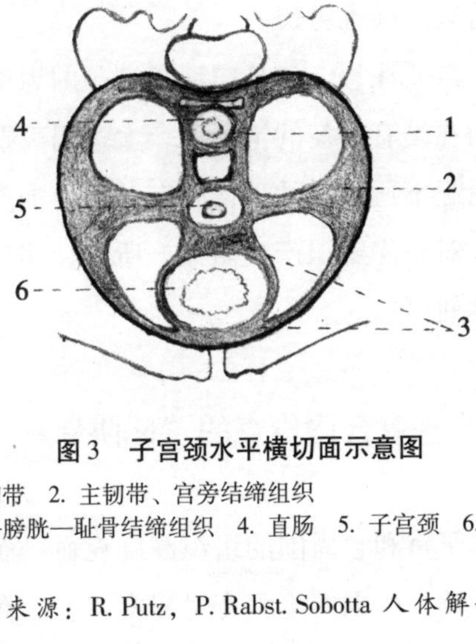

图3　子宫颈水平横切面示意图

1. 子宫骶韧带　2. 主韧带、宫旁结缔组织
3. 子宫颈—膀胱—耻骨结缔组织　4. 直肠　5. 子宫颈　6. 膀胱

（资料来源：R. Putz，P. Rabst. Sobotta 人体解剖学图谱（第21版）［M］. 董大翠，宋本才译. 北京：北京大学医学出版社，2005. 198.）

虽然阔韧带、圆韧带对维持子宫的正常位置也有作用，但有时圆韧带不易触及，尤其是后倾子宫，而阔韧带薄、软，炎性增厚及触痛不明显。如将子宫颈向前摆动，宫骶韧带受牵拉而产生张力，有炎症时，病人会感觉疼痛。左侧主韧带的血管、淋巴、神经等组织较右侧更为丰富，因为盆腔左侧有乙状结肠存在，所以左侧痛感更为明显，出现得更早，持续时间也更长。

有一点要注意，就是摆动子宫颈的力度不可过大，因为在没有炎症的情况下，太过用力摆动子宫颈也会引起不适，这种不适感有时与疼痛类似，难以区分，对病症辨识产生阻碍。所以，摆动子宫颈用力适度便可。

2. 妇科双合诊检查的“陷阱”

妊娠子宫和它周围的组织高度充血，而且由于激素的影响，周围的组织变得非常柔软。在双合诊检查时，检查者两手之间可能感觉不到有组织存在，这可能导致错误的判断。

一个妊娠30天左右的子宫，除子宫体中部及底部肌层比较厚，检查者的手能明显感觉到之外，其余周边的组织和血管都非常柔软，检查者可能感觉不到，反而觉得子宫小了。此时，如果月经还没有来，不要急于处理。等一段时间，如果月经仍没有来，可做妊娠试验弄清情况；如果月经来了，则证明不是妊娠，因为月经前子宫也是高度充血的。

另外，如果一个 10 多岁初孕青年女性有 5 个月妊娠，可能会被误认为是卵巢囊肿。这是因为此时子宫比较圆，活动性很大，而子宫颈峡部非常软，子宫颈阴道部分却相对较硬，使人有一种包块与子宫不相连的感觉。这时临诊医生应有所警惕，听一下胎心音，或做一次超声波检查就可以确诊。

3. 膀胱阴道瘘的检查

在城市，过度放射治疗有可能引起膀胱阴道瘘，因难产引起的膀胱阴道瘘很少见。但在偏远山区，此病仍有出现。膀胱壁由于长时间受胎头压迫，或经过量的放疗而发生坏死，组织脱落，导致

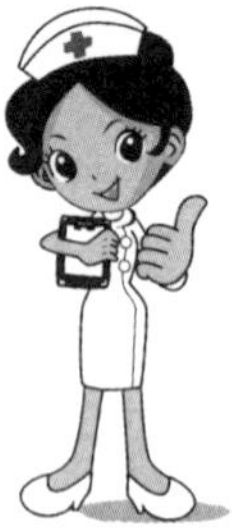

膀胱与阴道相通而形成瘘。

检查病人时，须让她采取膝胸卧位。因为病人跪着，医生才能从上向下直接看到瘘孔。最好同时用一个单叶阴道拉钩，将阴道后壁向上提拉，扩大阴道空间，可以观察得更加清楚。

另外，如要了解瘘孔与输尿管口的距离，须用膀胱镜检查。了解此距离有助于修补术的进行。

4. 触摸子宫动脉

在正常情况下，子宫动脉的跳动是感觉不到的。但若是妊娠，多数能摸到变粗而跳动的子宫动脉，这也可以作为诊断的辅证。除妊娠外，盆腔充血明显时，也可以摸到子宫动脉。如盆腔组织受包块压迫，血流缓慢，血管扩张，有时也能触摸到子宫动脉。触摸到子宫动脉虽然不会对诊断起决定性作用，但也是有一定参考价值的助诊依据。

5. “三合诊”检查

这里的“三合诊”是指在双合诊的基础上加一

个肛门检查。它不是独立的肛门检查，而是与双合诊同时进行，即把中指放入肛门内，食指在阴道，另一只手在腹部。现在有了超声波检查，“三合诊”的使用已经减少了。但超声波检查不能完全替代“三合诊”，因为手感是无法被替代的。例如，直肠子宫陷凹内的一个包块，手的检查能知道它表面是否光滑，是软还是硬，有无囊性感，有无移动性等。在直肠内的中指比在阴道内的食指能更深入，因此可以了解到更多的情况。

【二】

外阴瘙痒

这里指的是由皮肤本身病变所引起的外阴瘙痒，其病理变化是皮肤鳞状上皮细胞增生。严重时，病人坐立不安，影响工作。临床上多见于育龄或更年期妇女。瘙痒区域多在阴蒂及周围皮肤、小阴唇或与大阴唇交界处，甚或延至会阴部及肛门周围。开始时皮肤略显粗糙，长久之后，皮色变浅，质变硬，缺乏柔软性。因为皮肤变白，亦被称为外阴白斑。

此病症可用中西医结合方法治疗，如病人睡前可用中药泡洗患处，最好坐盆，能收到良好的效果。

中药基本方剂为：苦参 30 g，黄柏 30 g，薄荷 10 g，蛇床子 30 g，地肤子 30 g。水煮开片刻即可，待水凉后使用。

中药的药理如下：

苦参：苦、寒。清热燥湿，可止阴痒，能抑制多种杆菌、球菌及皮肤真菌，对湿疹有疗效。

黄柏：苦、寒。清热燥湿，有杀菌作用，也可用于湿疹。

薄荷：辛、凉。使皮肤有清凉感，能止瘙痒。

蛇床子：辛、苦、温。有较好的止痒作用。

地肤子：甘、苦、寒。能止痒、清湿热。

西药的使用：在瘙痒阶段，中药泡洗之后，睡时用皮质激素软膏涂擦患处，一般可用地塞米松霜（地塞米松 0.1 ~ 0.5 g，单纯霜加至 100 g），也可用更强的艾洛松霜，病人日间应再用药一次。

待痒感消除后，长时间使用皮质激素会使皮肤变薄。此时可改用睾丸酮软膏—2% 睾酮霜。地塞米松霜和睾酮霜两者也可混合使用或交替使用，待

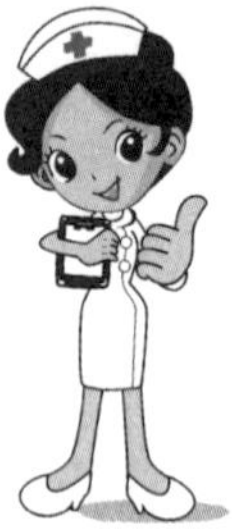

皮肤恢复正常后即可停药。

如皮肤同时存在炎症，可加上消炎软膏混合使用，如红霉素软膏等。

有育龄妇女经上述治疗后得以妊娠。如在治疗过程中怀孕，应停止用药。在妊娠期内皮损会继续好转，产后应继续治疗以巩固疗效。

在西方关于妇产科临床和病理学的书籍中，见不到“外阴瘙痒”这一病名，取而代之的是“外阴痛”。不清楚是否经过大半个世纪之后，人们对疾病的反应有了变化，是否对痛觉变得更加敏感。但变化确实是存在的。2006 年美国出版了一部供诊断用的妇科与产科病理学巨著，书中这样写道：“外阴痛，以前认为是一种罕见的情况，现在已知患此症的妇女数以百万计。”

【三】慢性盆腔炎

慢性盆腔炎诊断的主要依据是症状、病史和妇科检查，而妇科检查又主要采取双合诊检查。超声波检查对慢性盆腔炎的诊断并不占优势。若无输卵管粘连扭曲、积水、积脓、炎性包块形成及子宫因粘连而移位等情况，超声影像是难以作出诊断的。而这些情况是经过较长时间的病变才出现的，多数病人不会等到病情如此严重才就诊。这里所说的是较早期的慢性盆腔炎，有很多病人没有明显的急性炎症阶段。

子宫韧带张力检查对此症的诊断很有帮助，尤其是将子宫颈向右摆，使左侧主韧带张力增加时，病人有痛感，就说明盆腔有炎症。综合病人的症状、病史，就足以作出诊断。乙状结肠在盆腔左侧，故左侧主韧带的血管、淋巴及神经组织等更为丰富，炎症的肿胀和充血更为明显，引起的痛感最重，持续的时间更长。在盆腔炎痊愈过程中，左侧的痛感最后会消失。

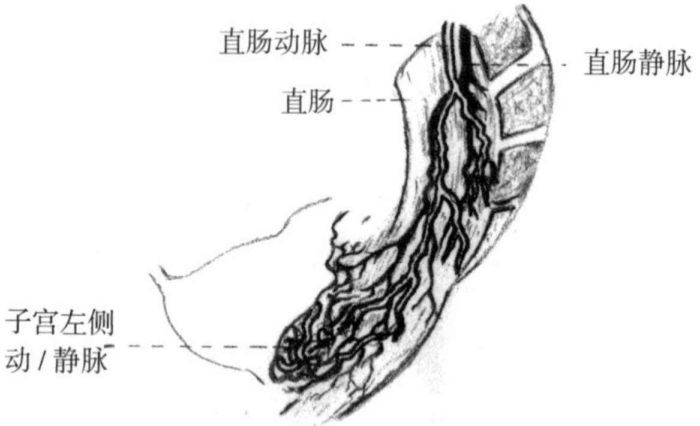

图4　直肠动/静脉与子宫左侧动/静脉关系紧密

（子宫被拉向左前方，左侧阔韧带打开）

（资料来源：R. Putz，P. Rabst. Sobotta 人体解剖学图谱（第21版）［M］. 董大翠，宋本才译. 北京：北京大学医学出版社，2005. 221.）

以中西医结合的方法治疗慢性盆腔炎效果较好，一般一个疗程为3~4周，虽然时间稍长，但效果显著。第1周用西药抗生素，目的是清除可能残留的细菌，可用喹诺酮类药，如环丙沙星片，口服，每次500 mg，每日两次。病情较重者，可联合用头孢类抗生素，如头孢拉定胶囊，口服，每次0.5 g，每6~8小时一次。以上两种抗生素对泌尿生殖道感染都有较好的疗效。抗生素很少用到两周。随后的2~3周，可用清热解毒及活血化瘀的中药治疗。基本方剂为：蒲公英、白花蛇舌草、金银花各10 g，丹参、赤芍各10 g，陈皮3 g，白术10 g，甘草3 g。

中药的药理如下：

蒲公英：甘、微苦、寒。清热解毒，消肿散结，对金黄色葡萄球菌、伤寒杆菌、绿脓杆菌有抑制作用。

白花蛇舌草：淡、寒。清热利湿，对绿脓杆菌、金黄色葡萄球菌有抑制作用，能增强机体免疫力。

金银花：甘、寒。清热解毒，抗菌范围较广，

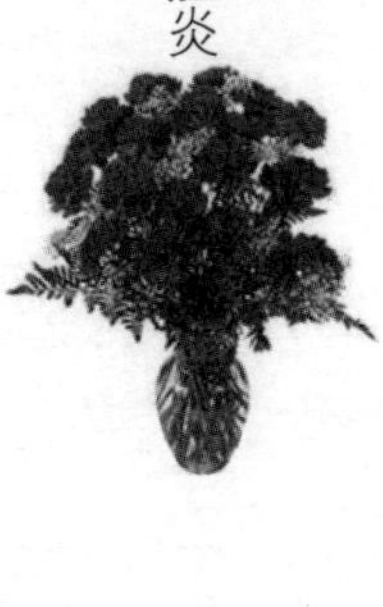

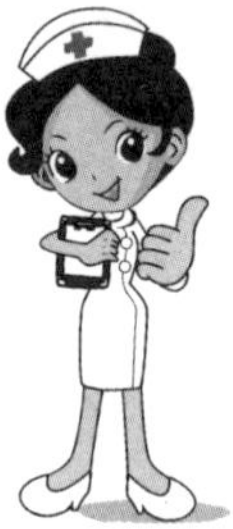

对金黄色葡萄球菌、溶血性链球菌、大肠杆菌等均有抑制作用。

丹参：苦、微寒。活血化瘀，凉血消肿，有明显的抗炎作用，能减少炎性渗出，抑制白细胞游走。

赤芍：苦、微寒。清热凉血，散瘀止痛，能抑制血小板聚集，改善血液流变性。

陈皮：苦、辛、温。芳香健胃，驱风下气，并缓解脾胃气滞。

白术：苦、甘、温。补气健脾，燥湿利水。

甘草：甘、平。补脾益气，清热解毒，调和药性，有皮质激素样抗炎作用，具有解毒功效。

君药为蒲公英、白花蛇舌草及金银花三味，主要取它们的杀菌、消炎作用。用三种药做君药是考虑它们有协同作用。每一味药剂量都不大，可避免对胃的刺激。除以上三种清热解毒药，也有其他药可以用。替换的药可考虑紫花地丁、黄柏、败酱草等。常用的组合是紫花地丁、金银花与蒲公英。如有病毒感染，可考虑加用板蓝根，金银花也有抗病毒作用。

丹参与赤芍能起到活血化瘀的作用，对消炎及改善局部血液循环有好处。陈皮、白术主要用于保护脾胃，因所用的君药都比较寒凉，若服用时间较长，会对胃黏膜有刺激。上述药物服用2～4周，病人一般不会有胃不适的感觉。

以上中西医结合治疗总共需3～4周，亦可在第1周用西药抗生素的同时就服用中药，但要考虑病人胃部是否能承受。最后做妇科检查时，应进行韧带张力检查，若病人无痛感即为临床痊愈。用此法治疗，若无其他特殊情况，一般都能治愈。

如病人同时患有不孕症，应于治愈后做输卵管通液术。在治疗期间和未做通液术证明输卵管畅通之前，应郑重告诉病人坚持避孕，否则有可能发生输卵管妊娠。笔者曾反复叮嘱一名治愈后的病人去做通液术，但她每次都说怕痛，不肯去做，同时又不采取避孕措施，结果发生了宫外孕。

【四】

月经失调

月经失调的表现是多种多样的，比较常见的是月经量过多，或持续时间过长；此外，还有一种较常见的情况是非正常闭经。

1. 用雌激素止血

青春期少女的卵巢尚未发育成熟，功能仍有不足，其雌激素的分泌亦时有起落。子宫内膜厚度不能维持正常时，容易因发生不规则脱落而出血，经期也会延长。用雌激素可保持子宫内膜正常厚度，一般用小剂量便可。可用倍美力 0.625 mg，每日 1 次，血止后停药。如血量较多，也可用己烯雌酚 1～2 mg，每日 1 次。血止后减量，每次减量约为原剂量的1/3，每 2～3 日减 1 次，直至维持量在每日 0.5 mg 便可。

2. 用孕激素止血

在几十年前，我国女性的初潮多发生在 14 岁，现在已提前到 12～13 岁。有些女性初潮后数年，月经仍不稳定，少数人月经量多、经期长。治疗时，个别病人长期大量服用雌激素也不奏效。此时，应把不规则脱落的增生期子宫内膜迅速转变为分泌期子宫内膜，转变后出血会很快停止。可让病人口服安宫黄体酮，一次4 mg，每日两次。在病人用了雌激素的情况下，孕酮能更好地发挥作用。为了防止停药后撤退性出血量过多，可同时加用甲基睾丸素，每日 5 mg。

在基层，有些医生不敢用孕激素，怕出血多。这是一种误解，归根结底是不完全明白出血的机理。

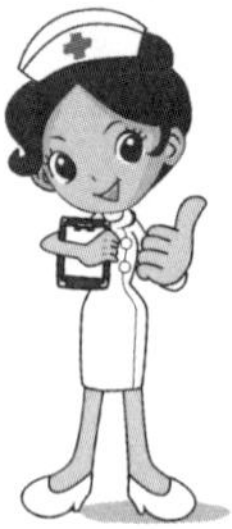

3. 用睾丸酮止血

更年期的病人卵巢功能逐渐衰退，雌激素水平低而且不稳定，表现为月经推迟，往往两个月或更长时间来一次，但来时可能量很多。这类病人雌激素水平低，但不能用雌激素来治疗，因为有诱发癌症的危险，而用孕酮效果也不理想，比较安全而有效的药物是雄激素。肌注一次丙酸睾丸酮 25 mg 或 50 mg，往往能收到明显的效果，25 mg/日，可连用 3 日，如效果不佳，应做一次诊断性刮宫。

4. 用安络血止血

育龄期妇女子宫异常出血要排除多种因素。较常见的有子宫内膜增殖症、流产、子宫内膜炎、子宫内膜息肉、子宫肌瘤、子宫颈或子宫内膜癌症等。由于激素不平衡引起的，只占其中一小部分，如果一开始就用激素治疗，难以做到有的放矢。如 5 日后月经量仍较多，可先用止血药物。一般可用安络血 10 mg，肌注，每日两次，用3～5 日后，可见出血停止或明显减少。安络血能增加毛细血管对损伤的抵抗力，减少通透性，缩短出血时间。这些病人自身调节功能的潜力大，给予一些帮助后，往往能恢复正常。如效果不佳，最好做一次刮宫，一方面可以止血，另一方面可以做病理检查，以作出明确诊断。

5. 用孕激素推迟月经来潮时间

常有人因各种原因要求推迟本人或其女儿的月经来潮时间。要推迟月经来潮时间，可用孕酮延长月经的黄体期，在经前2～3 日开始用，因为此时黄体酮的水平已开始下降，而分泌期子宫内膜的厚度也开始降低。一般用药延长 3 日是没有问题的。可用安宫黄体酮，每次4 mg，每日两次，服5～6 日。停药后发生撤退性出血，对以后经期的规律性不会有大的影响。

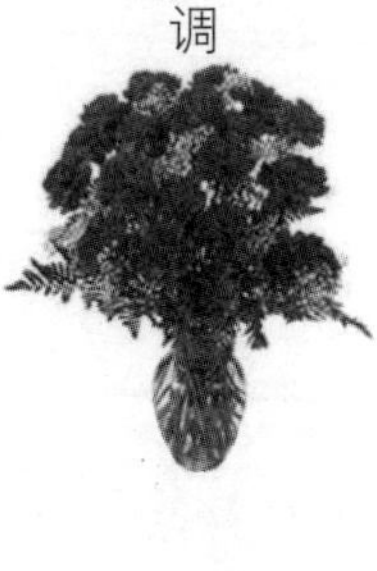

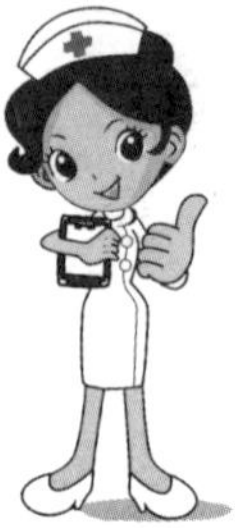

6. 中西医结合治疗闭经

闭经的原因很多，只有弄清楚具体原因才能有效治疗闭经。这里的闭经指的是功能性原因引起的闭经，而不是指器质性病变引起的闭经。所以，治疗前病人最好做一次内分泌方面的检查，尤其是性激素方面。

闭经的临床治疗一般要先做孕激素试验，方法是让病人服用7～10日黄体酮。可服用安宫黄体酮，一次4 mg，每日两次；或肌注黄体酮，每日20 mg（1支）。停药后，病人会出现撤退性出血。这说明病人没有太大的问题，因为要黄体酮发挥作用，先要有一定水平的雌激素，病人尚能产生雌激素，而子宫内膜也能作出反应，说明问题不大；如无撤退性出血，说明雌激素水平很低，或子宫内膜有问题。有些病人，虽有撤退性出血，但血量少，或持续时间短，这说明先期的雌激素水平较低，其子宫内膜厚度不够，转变为分泌期子宫内膜后，脱落不多。

雌激素水平低时，可先期补充雌激素，即雌、孕激素替代治疗，就是通常所谓的人工周期。方法是用雌激素21日（3周），可用乙炔雌二醇（或称炔雌醇），每次25 μg，每日两次，或用倍美力，每次0.625～1.25 mg，每日1次，在第14日时（第3周），加用孕酮1周，可用安宫黄体酮，每次4 mg，每日两次。此疗法可用3个疗程，第2个疗程可于月经第5日开始；也可以用两周雌激素后，第3周用孕激素。

如月经恢复不理想，可用中西医结合治疗。方法是在月经干净后让病人服用中药两周。中药中的活血化瘀药物不但能促进子宫内膜增长，使血管变丰富，而且能促进排卵。所用药物性质宜平和，方剂如下：丹参、赤芍、桃仁各10 g，陈皮3 g，白术10 g，甘草3 g，一个月经周期按4周计算，活血化瘀药用两周，第3周用温补药和适量活血化瘀药，温补药的基本方剂为：黄芪、当归各10 g，桂枝4 g，赤芍、桃仁各6 g，陈皮、甘草各3 g。

一部分中药的药理如下：

黄芪：甘、微温。有补气固表、利尿脱毒、排

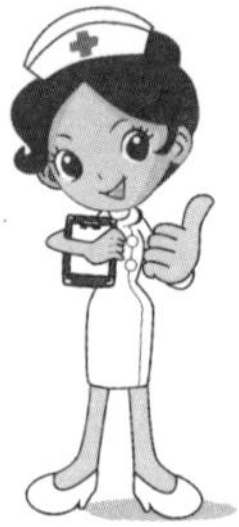

脓生肌的功效。能增强非特异性免疫功能，增强自然杀伤细胞的活性，有强心作用，并能明显扩张外周血管、冠状血管及脑血管。在内分泌方面，能增强肾上腺皮质分泌并有促雌激素作用，有抗衰老作用。

当归：甘、辛、温。有补血活血、调经止痛、润燥滑肠功效，能抗血小板聚集，抗血栓，扩张血管，使微循环血流增快。含有兴奋子宫和抑制子宫平滑肌收缩两种成分，有双向调节作用。

桂枝：甘、辛、温。有发汗解肌、温经通阳功效。能扩张血管，加快血液循环，并有抗菌、抗病毒及镇痛作用。

桃仁：苦、甘、平。活血化瘀，润肠通便，能使外周血管流量增加，抑制血液凝固，抑制血栓形成，具有抗渗出性炎症作用。

服最后 1 周的中药时，也可以同时服安宫黄体酮，以增加经血量。温补的中药可增加分泌期子宫内膜的厚度，丰富其血管网络和血液含量。1 ~ 2 个疗程后，可停止使用黄体酮。继续用中药，病人有望自行恢复月经。

以上方法适用于无子宫内膜器质性病变和较轻的内分泌失调所引起的闭经。如治疗效果不佳，应进行更深入的检查。笔者曾遇到一青年病人，外表健康，面色红润，但她已闭经。她的闭经是由于子宫内膜发生结核病变被破坏至只剩下一层结缔组织而造成的。这种情况，任何治疗都难以奏效。

7. 中药止血

当出血量不太多，尤其是病人不太想用西药时，可考虑用中药止血。笔者在用止血药的同时，一般也在方剂中加用一些补益元气的药，以增强整体机能。方剂如下：地榆炭6 g，仙鹤草6 g，艾叶6 g，乌贼骨炭6 g，太子参6 g，陈皮3 g，白术6 g，甘草3 g。对于身体较虚弱的病人，可加用阿胶。一般用药数日，出血可逐渐停止。为了增强疗效，也可同时用西药止血剂。

一部分中药的药理如下：

地榆炭：苦、酸、微寒。凉血止血，泻火敛疮，清热解毒。地榆炭是将地榆炒至外黑内呈老黄色而成的。

仙鹤草：苦、涩、平。收敛止血，解毒，止痢。

艾叶：苦、辛、温。温经止血，散寒止痛。

乌贼骨炭：乌贼骨又名海漂蛸，咸、涩、温。收敛止血，涩精止带。乌贼骨炭是将药煅至焦黑色，其止血作用在于使出血部位之血易于凝结，乌贼骨粉海绵可用作局部止血剂。

阿胶：甘、平。补血止血，滋阴润燥。

太子参：甘、微苦、平。清补扶正，益气生津，健脾润肺。主治脾虚体倦、气阴不足。

【五】不孕症

1. 排卵的诊断与促进排卵

很多人以为月经能按时间来就没有问题，殊不知有一部分人是无排卵性月经，也有个别人不来月经，或很长时间才来一次月经，但又能怀孕，甚至有时要做人工流产。所以，有无月经，不是有无排卵的标志。

确定有无排卵的方法有很多种，比较常用而简单的是基础体温测量法。只要体温测量方法正确，

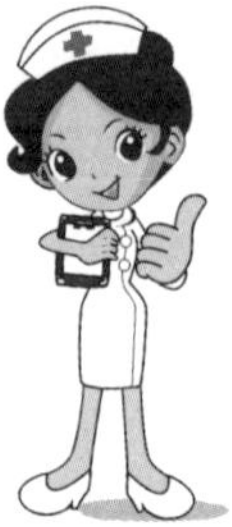

有恒心去做，结果肯定是准确可靠的。但它需要的时间较长，现在人们的生活节奏加快，此法已用得较少了。

测定血液中的黄体酮水平也是一个较为便捷的方法。在月经的黄体期，血清孕酮的水平应在 5 ng/mL 以上。如果难以确定，可数日后再检查一次。

诊断性刮取子宫内膜也是方法之一。取子宫内膜的最好时间是月经来潮后 12～24 小时内，如看到有晚期分泌期变化，说明曾有过排卵。

子宫内膜细胞学方法也能诊断排卵，排卵后的子宫内膜细胞学图像，可分为分泌期早期和分泌期晚期（见第十七章中“子宫内膜细胞学的研究”相关内容）。

促进排卵的方法有如下几种：

（1）黄体酮促进排卵和妊娠。黄体酮分泌不足，会影响受精卵的着床和下一个周期的排卵。病人可能有较规则的月经，但月经量较少，因为分泌期的子宫内膜不够成熟，所以即使受精卵着床，子宫内膜也难以承受，最终导致流产。给予足够的黄体酮后，即使没有受精，也能诱导下一个周期卵泡发育得更好，排出的卵子更成熟。临床有不少病例，只用 1 ~2个周期黄体酮治疗后即成功怀孕。可用黄体酮 7 ~ 10 日，从排卵后第 3 日开始，可肌注黄体酮，每日 20 mg，或口服安宫黄体酮片，每日 4 ~ 8 mg。

（2）克罗米芬促进排卵。克罗米芬又名氯米芬，作用于下丘脑及垂体，阻断内生雌激素的负反馈作用，使 FSH、LH 水平上升，导致卵泡发育及诱发排卵。在克罗米芬的作用下，排卵成功率约为 80%。克罗米芬的用法是：于月经第 5 日开始，每日 50 mg，服 5 日，最大剂量可用至每日 150 mg。治疗的同时最好做 B 超监测，这样可以知道准确的排卵时间，并可于卵泡发育至直径 18 mm 时，注射人绒毛膜促性腺激素（HCG）5 000 iu 诱发排卵。

（3）人绝经后促性腺激素（HMG）。在克罗米芬无效的情况下，可用 HMG。该制剂含 75 单位 FSH 及 75 单位 LH，在卵泡期使用。一般在月经第 5 日或稍后 1 ~2 日开始用，连续用 3 日后，在超声波检查下，观察卵泡的发育。以后 HMG 的使用则视卵泡增大的情况而定。当卵泡长至直径 18 ~20 mm 时，可注

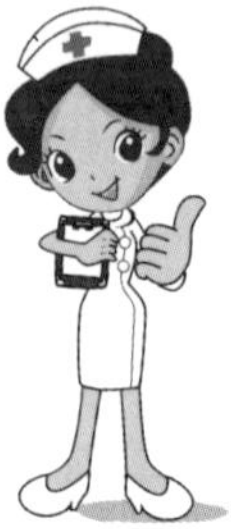

射 5 000 ~ 10 000 iu HCG 以促发排卵，通常 5 000 iu 已足够。如用后仍不见排卵，次日再用 5 000 iu。若一次用 10 000 iu，病人容易出现卵巢过度刺激综合征。

如用 1 支 HMG 不能有效促使卵泡发育，可每日用两支，但 3 日后必须做超声波检查；当卵泡增至直径 15 mm 时，应每日做一次超声波检查，以掌握卵泡增大情况。

当优势卵泡直径达到 18 ~ 22 mm 时即会排卵，B 超上可见卵泡消失。病人一般是早上去医院做 B 超，往往此时已发现卵泡消失，这说明她可能已在前一日的下午或晚上排卵。所以，见到即将排卵的卵泡，或用过 HCG 后，可嘱病人连续 3 日性交，此时将获得受孕的最大机会。但在月经后至排卵前的一段时间内，病人应当禁欲。

（4）中药促进排卵。中医活血化瘀药物有促进排卵的作用。但对排卵障碍的患者，笔者没有把中药作为首选药。只有在西药，如克罗米芬、HMG 等不能奏效时，才使用中药。个别病例，可以中西药同时使用。也有病人，经外地治疗效果不佳之后前来就诊，给予中药后即见怀孕。

笔者曾遇到过一名病人，因为输卵管不通，长时间不孕，她在某医院做了试管婴儿手术，但花了一大笔钱后仍然失败。笔者想，既然输卵管不通，那就再为她通液一次看看。先用了一个疗程活血化瘀中药，其中还用了三棱、莪术，以软化输卵管堵塞处。但用药后她月经一直不来，无法为她做通液术。后来证明她是怀孕了，最后顺利分娩，生出一名健康的婴儿。笔者所用的三棱、莪术，剂量不大。翻阅文献，没有报道它对受精卵有影响。病人戏剧性的经历，生动地说明了活血化瘀中药对排卵具有促进作用。

还有一个例子可证明这一点。一名张姓病人，31 岁，于 1977 年 5 月 4 日就诊。8 年前产一胎，5 年前流产一次，之后未孕；月经周期 30 天；婚前一年做过左卵巢囊肿切除术。妇检发现病人患有输卵管炎及宫颈炎，脉沉，舌苔薄白，给予中药当归四逆汤两服。方剂为：当归 15 g，赤芍 24 g，木通 12 g，桂枝 15 g，郁李仁 9 g，桃仁 12 g，双花 15 g。病人于 5 月 7 日将两服药合并为一服煎服。服药时

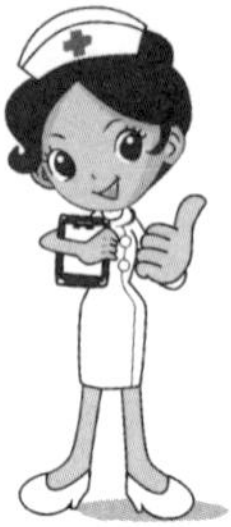

间为经期第 11 日。服此药前一个月及服药后均未服用过其他任何中药或西药。服此中药后，月经未再来，后来证实她已怀孕，于 1978 年 2 月 4 日顺产一名女婴。

方剂中部分中药的药理如下：

木通：苦、寒。利水通淋，泄热，通乳。有利尿、抗真菌作用。

郁李仁：辛、苦、平。润肠通便，利水消肿。能促进肠蠕动，解除排便困难。

当归四逆汤以活血化瘀为主，成分为：当归、木通、细辛、桂枝、芍药、炙甘草、大枣。上述病例所用方药，根据具体病症略有加减。

一般用的活血化瘀中药有丹参、赤芍、桃仁、红花、当归、川芎等，也可用桃红四物汤（桃仁、红花、当归、川芎、赤芍、生地），所用药物均比较温和。

2. 输卵管不通

输卵管不通的常见原因是慢性盆腔炎，输卵管腔可能因炎性肿胀而发生粘连、堵塞，也可能由于周围组织的炎症，输卵管受粘连发生扭曲从而不通，或由于伞部粘连形成输卵管积水等。输卵管不通可以通过子宫输卵管造影确诊，但临床上，通常用输卵管通液术就可以确诊。

输卵管通液术是诊断和处理输卵管不通的常用方法，特别是由于炎症、输卵管腔堵塞，或输卵管受粘连发生扭曲等导致的输卵管不通，较多使用此方法。一般用生理盐水 20 mL，加庆大霉素 1 mL (80 000 u/mL)及地塞米松 1 支 (2 mL)。用庆大霉素的目的是抗菌，预防感染。地塞米松能减轻组织反应，减轻药物对输卵管的刺激，还能减轻药物随后流入腹腔时对腹膜的刺激。

输卵管通液的最佳时间为月经干净后 1~2 日，所用液体先通过宫腔再进入输卵管。此时子宫内膜刚开始修复，受影响很小。如在排卵后进行，这时子宫内膜充血，通液会引起出血，液体也会进入血管，这种做法在医学上是禁止的。

现在一般用双腔管，除了气囊紧密地堵住子宫颈内口之外，宫颈管与双腔管紧贴也是很重要的。

如分娩造成子宫颈撕裂，应用皮钳将撕裂处夹紧，以保持与通液管紧贴。

在通液前亦可考虑用药将纤维组织软化。可用活血化瘀中药2～3周，到月经来前停止。有些顽固病例，可同时用皮质类固醇，如地塞米松，每次0.75 mg（1片），每日3次，服7日，从月经来的第1日开始服用，至停药时恰好就可以做通液手术了。

中药的活血化瘀基本方剂为：丹参、赤芍各15 g，桃仁6 g，红花4 g，甘草3 g。较顽固病例加用三棱10 g、莪术10 g或穿山甲6 g。

部分中药的药理如下：

红花：辛、温。活血通经，消肿止痛。能扩张血管，有抗血栓形成作用。小剂量可使子宫张力增强或节律性收缩，大剂量则使收缩力加强，甚至痉挛。

三棱：辛、苦、平。主治癥瘕痞块、血液淤滞。能抑制血栓形成，降低全血黏度，改善微循环，增加血流速度，改善组织营养，促进病变恢复。

莪术：辛、苦、温。破血散结，行血止痛。能增加血流量，使血管阻力减小。

穿山甲：咸、微寒。活血通经，下乳消肿排脓。

3. 基础体温测量

现在的人们习惯了快节奏的生活方式，已较少使用基础体温测量。然而，基础体温测量仍有其一定的价值。

基础体温表可显示出排卵前和排卵后体温的差异。排卵后体温逐渐上升，这是黄体酮的作用。实际上，有可能在最低体温那个早晨之前的时间，就已经排卵了。如果最低体温的日期能确定，应在此日期的前后1日，连续3日进行性交，这样妊娠的机会就会大为增加。有些病人仅仅用这个办法就能获得妊娠。

基础体温还可以反映黄体功能是否足够。卵泡期的体温与黄体期的体温应相差0.3 ℃或以上。黄体期体温应比较平稳，不应有明显波动，否则，说

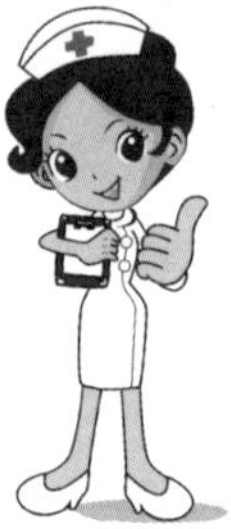

明黄体功能不足，即所谓黄体期缺陷。分泌期子宫内膜不够成熟，可导致着床后流产，或根本不能着床。治疗方法：肌注 HCG 2 000 iu，每日 1 次，共 5 日，随后可隔日 1 次至体温稳定。也可以直接补充黄体酮，肌注黄体酮 20 mg，隔日 1 次。

4. 高催乳素血症

一般认为血液中催乳素水平高于 30 ng/mL 时，应视为高催乳素血症。催乳素（PRL）由脑垂体分泌，过多时会抑制垂体促性腺激素的分泌而引起不排卵，导致不孕。如伴有闭经，称为“闭经溢乳综合征”。

过高的催乳素直接作用于乳腺细胞催乳素受体，可刺激乳汁生成及分泌，患者会感觉乳液自然溢出，把内衣染湿，但多数须通过检查才能发现。检查者须将手指按在乳房底部左右两侧，轻轻地向乳头方向边移动边挤压，反复一两次。用同样的方法，在乳房底部上下方向操作。这样，往往能挤出乳汁。有泌乳者，其催乳素水平多数较高，但高催乳素者是否出现泌乳，与生物活性较低的分子催乳素所占的比例及乳腺细胞对催乳素的敏感度有关。一方面，有临床上泌乳但催乳素水平正常的情况；另一方面，没有泌乳的也有催乳素水平高的情况。如有泌乳，第一次检查催乳素水平正常时，可隔数日再检查。有时第二次检查即可发现催乳素水平增高。如患者有垂体腺瘤，其催乳素水平可能特别高，此时应进一步做脑部电子计算机断层扫描（CT）或磁共振图分析（MRI）。

高催乳素血症通常用溴隐亭治疗，每日 1. 25 ~ 2. 5 mg，一般很少用至 5 mg/日。但如为垂体腺瘤，最少用 5 mg/日。如为特发性高催乳素血症，一般用 3 个月。应定期检查催乳素水平，同时用基础体温测量以观察排卵。催乳素水平正常后，排卵恢复，乳房泌乳将停止或大为减少。如为垂体腺瘤，应定期做影像学检查。溴隐亭的服用应持续较长的时间。

在治疗的过程中如果获得妊娠，可停止服用溴隐亭。至今，所产出的胎儿未见有畸形。

以上关于不孕症的多方面阐述提示内分泌的不

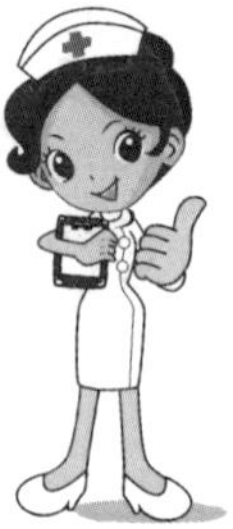

平衡是一个重要原因，而性激素的不平衡则是其中一个主要因素。有些病人的临床表现会引导医生考虑是否雄性激素过多，如病人体毛或性毛较为旺盛，有男性倾向，阴蒂发育较为明显等。虽然很多时候检查雄性激素在正常范围内，但临床上这部分人可能很难怀孕，或妊娠后容易流产。医生对这种现象应有所警惕，并给予适当的帮助或治疗。

5. 子宫内膜异位症

在患子宫内膜异位症的病人中，不孕症的发病率为 30% ~50% 。

异位的子宫内膜容易引起盆腔器官的粘连，干扰输卵管对受精卵的输送，也可影响卵巢的分泌功能和排卵功能。

临床上，如有痛经，而双合诊又能摸到子宫骶韧带痛性结节，基本上可以肯定是子宫内膜异位症。如侵犯卵巢，则可扪到附件包块，固定，并有触痛。如要完全确诊，须做腹腔镜检查，或做剖腹手术，并取组织进行病理诊断。

对不孕症患者的治疗，首选是孕激素假孕疗法，有些病人在开始用小剂量时就能怀孕。药物可用安宫黄体酮，开始每日 4 mg，以后每周逐渐加大剂量至病人能接受而又能维持闭经的程度。

如病人无意生育，可用达那唑，每日 600 mg，如仍不能实现闭经，可增至每日 800 mg。

不论用何种药物治疗，能实现闭经才有效。闭经时间最少 3 个月，一般 3～4 个月的闭经足以使病灶完全退化，但有时需要 6 个月。当病人痊愈后，结节明显缩小，成为一小纤维硬结，触之无痛感。较长时间之后，纤维化组织可被吸收。

除达那唑之外，也可用内美通，但后者似乎突破性出血的情况稍多，不知是否与它是间断性服药有关。

6. 宫颈炎

宫颈炎在妇科中是常见病，严重的宫颈炎可导致不孕。

笔者曾接诊一位患重度宫颈糜烂的病人，其宫

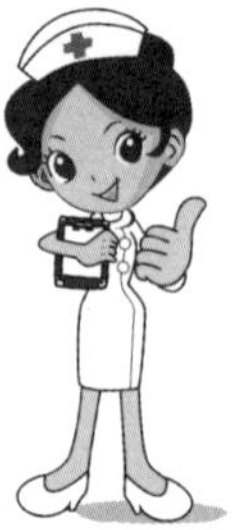

颈糜烂面远超过2/3，几乎接近全部面积。笔者用重铬酸钾液涂擦患部，涂后用干棉签将剩余的药液吸去，以免灼伤其他部位。每月月经干净后上药，每月 1 次。不用电熨、冷冻及激光治疗是为了避免过度的纤维组织形成，影响以后的怀孕与分娩。

经过数月的治疗后，病人宫颈糜烂痊愈，不久便怀孕。

此种情况，除用重铬酸钾液外，也可用 10% 硝酸银液，每月上药两次。硝酸银的强度不如重铬酸钾，用于轻、中度宫颈糜烂较为合适。

7. 输卵管妊娠手术后

现在腹腔镜的使用比较普遍，大医院常用腹腔镜处理输卵管妊娠。若患者未曾生育，多采取保守性手术，如输卵管造口引流，输卵管切开、伞端挤出等。保留下来的输卵管很容易粘连、堵塞，因此，术后必须做输卵管通液术以保证其畅通。手术后 1 周应做 1 次输卵管通液术，以后在月经干净至排卵期之间再做两次。第 1 次通液后，阴道会少量出血，持续 1～2 日，血止后即可再做 1 次。

有时输卵管的堵塞比较顽固，可在中药基本方剂里加三棱、莪术或穿山甲，以加强其抗纤维化作用。

在用中药的同时，也可服地塞米松，以强化其软化作用。可服 3 周，其中，第 1 周每次 0.75 mg，每日 3 次；第 2 周减为每日 2 次；第 3 周减为每日1 次。停药后做通液术。

在 20 世纪 80 年代初期，常用附件切除术来处理宫外孕，病人手术后就只剩下另一侧附件了。但只要另一侧附件是正常的，一般都能怀孕。另一侧正常的卵巢，体积会有代偿性增大，其增大程度甚至会导致一侧盆腔的下坠不适感。除此之外，还会有功能和心理的代偿性。个别病人曾反映性欲反而比过去增强。但如果剩下的那一侧输卵管也不畅通，情况就相当严重，必须认真对待。

【六】

人工流产

人工流产在我国较普遍。据一项统计，未生育的年轻妇女的人工流产数达人工流产总数的42.7%。用负压吸宫术做人工流产，病人痛苦小，出血少，时间短，操作简便，因此使用较普遍。但也正是因为这样，不少人不注重避孕，把人工流产当成一种很随便的节育手段，往往造成不良后果。有名病人曾做过3次人流，后来想生孩子的时候，输卵管却不通，用多种治疗方法也无效，最后采用试管婴儿方法，但也没有结果。

一般来说，在妊娠10周之内，宜采用负压吸宫术做人工流产：在10至14周之间，宜采用钳刮术做人工流产。

在做负压吸宫时，一个很重要的问题是预防子宫穿孔。若病人是一个早孕的哺乳期妇女，其哺乳期子宫本来已缩小，宫壁变薄，再加上怀孕，则宫壁会更薄、更软。若不注意，子宫探针很容易把子宫穿通。

1. 如何避免子宫穿孔

要避免子宫穿孔，首先，在术前要清楚地检查子宫的位置与大小。如果把弯度向后的探针推进一个前倾前屈的子宫，必然会导致后壁穿孔。进行双合诊检查时，子宫的大小会有清楚的轮廓，术者心中也应预先估计探针适合进入的深度，而且，探针的进入绝不能过多地超出此估计。

其次，手握探针的力度非常重要。子宫壁很薄，又高度充血，几乎可以说是没有抵抗力的。所以，探针只能轻轻地放在手上，不能用力握。这

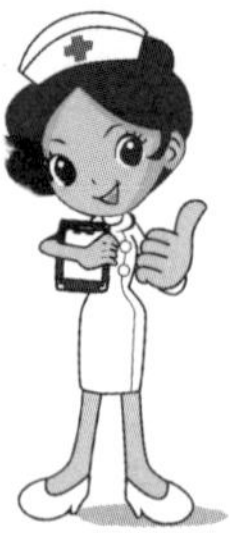

样，只要探针稍微碰到阻碍，术者就能感觉到。如此重复一两次后就可以确认。

钳刮术是负压吸宫和钳刮的结合。首先用负压吸破胎膜，把羊水吸干。将羊水全部吸去，可防止羊水栓塞的发生。用卵圆钳钳夹之前，注射 10 单位催产素，有利于胎盘与宫壁分离，这样卵圆钳就比较容易把胎盘夹出，避免把组织钳碎。当卵圆钳开始钳着一部分胎盘时，稍往下牵拉，然后放开钳子又再夹一部分，可以一点一点地将大部分甚至全部胎盘夹出。夹出的胚胎和胎盘，一定要重新拼凑看是否完整。如有怀疑，应用吸管或刮匙清除残留物，防止钳刮不全。

2. 子宫穿孔的诊断与处理

人工流产引起子宫穿孔的诊断与处理方法如下：

（1）诊断。

用腹腔镜直接观察穿孔及其所处部位是准确性最高的方法。如不具备此条件，则应综合多方面情况进行分析，例如：①术者持所用器械进入宫腔操作时，突感失去阻力，进入之深度与子宫大小不符，似没有底的感觉。②术中进行吸引或钳夹时，病人突然感觉牵扯样疼痛，并伴有恶心或呕吐症状。③吸出或夹出似大网膜的脂肪或其他非子宫组织。④术后病人腹痛，检查有腹壁紧张、压痛及反跳痛，或一段时间后，有失血性休克表现。

如未能即时确诊，应让病人住院观察。

（2）处理。

发现穿孔，或有高度怀疑时，应即时停止操作。如为探针穿孔，病人无自觉症状，而吸宫尚未进行，未有或只有很少阴道流血，可进行严密观察，给予抗生素预防感染，7～10 日后病人情况好转时，再予吸宫。如当时组织胚胎已清除干净，在观察时可加用宫缩剂，此种小穿孔多能自愈。

如为吸宫管或卵圆钳所引起的穿孔，应立即开腹探查。如当时宫腔仍留有部分胚胎组织，在开腹的同时，由另一人通过阴道吸净组织，术者则在直视下缝合子宫穿孔部位。术后给予抗生素防止感染。

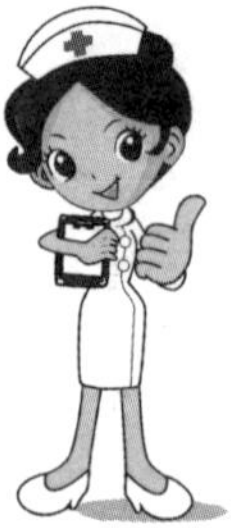

如病人情况不太紧急，亦可用腹腔镜探查，并对穿孔进行缝合。

关于人工流产后的阴道出血，一般5日左右便停止。如仍不止，可给予抗生素、宫缩剂及少量雌激素以促进其子宫内膜的修复。

也可考虑用中药。方剂包括清热解毒药，活血、补气及止血药。方剂如下：白花蛇舌草、金银花各10 g，丹参6 g，陈皮3 g，白术6 g，益母草6 g，艾叶6 g，仙鹤草6 g。

【七】产钳术

1. 普通产钳

普通产钳又称标准产钳，其用处是将不能自行娩出的胎头夹住并拉出。它有两个弯度，一是胎头弯度，以便适应夹住圆形的胎头；二是骨盆弯度，以适应盆腔的弯度，便于娩出。

产钳的使用有一定的条件，即胎头要固定，并下降至 +2 或以下位置，无头盆不称，宫口必须全开。胎儿必须是顶先露，必须清楚是枕前位、枕横位还是枕后位。术者要触摸前囟门（大囟门）及后囟门（小囟门）的位置和两者之间的颅缝。后囟门是由枕骨及两侧各一块顶骨形成的，因此，后囟门为三角形。前囟门的边缘是由两块顶骨与两块额骨形成的，因此，前囟门为四角形。两个囟门由矢状缝连接，矢状缝的两侧是顶骨。当产妇平卧时，若是枕前位，则后囟门在上，前囟门在下，矢状缝在中线位置，从上至下连接后囟门和前囟门，见图5。

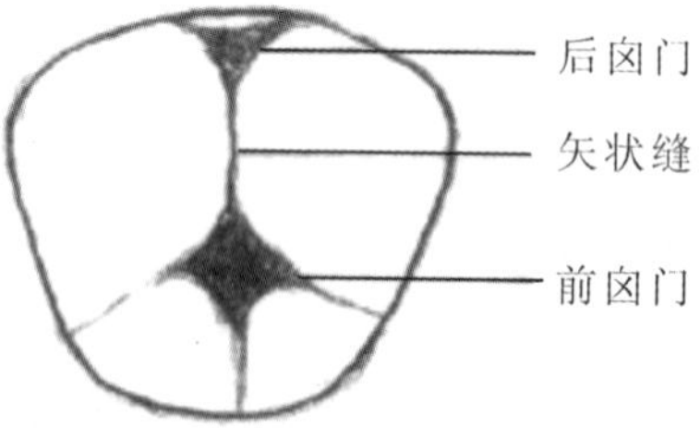

图5　前、后囟门及矢状缝

以枕前位为例，如胎儿头皮水肿严重，前、后囟门可能摸不清楚，但如清楚地摸到矢状缝为中间垂直位置，加上触摸耳郭及腹部检查，有胎背及胎心位置的支持，则仍可诊断为枕前位。

如摸到矢状缝为横向位置，而前、后囟门亦各在一侧，则胎位为枕横位。

如摸到矢状缝为中间位，但前囟门在上，后囟门在下，则胎位为枕后位。胎儿耳郭及腹部检查也应有支持。

胎位检查清楚后，先放入钳叶。以枕左前位为例。术者用右手置于胎头左侧，左手握钳柄，将钳叶顺着右手弯度轻轻放入，并缓慢地推进，直至钳叶全部进入，钳扣接近阴道口时便可。然后如法放入右钳叶。两钳叶放入，不一定马上就能扣合。多数情况下，两钳叶的平面及前后位置须稍作调整才可以扣合。放好的钳叶应该在胎头两侧，矢状缝在两叶的中间线（见图6、图7）。

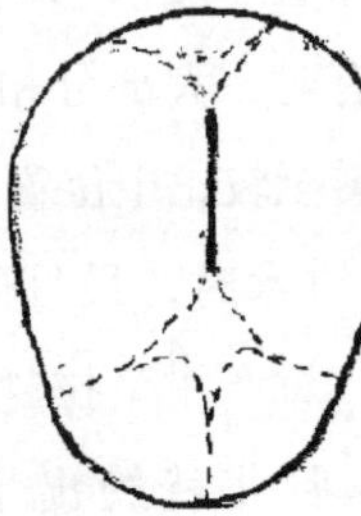

图6　囟门摸不清楚时，矢状缝或仍可摸清

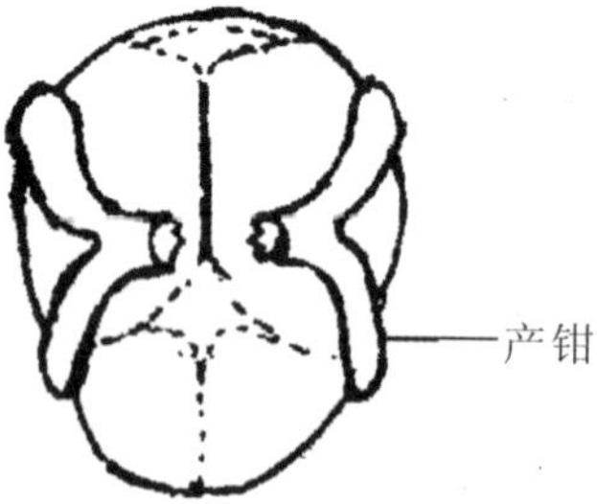

图 7　矢状缝在两叶中间线时，产钳位置必定在胎头两侧

牵拉产钳要顺着盆腔弯度，牵拉应与宫缩同时进行。用力要持续均衡，不可用强力。牵拉后，休息片刻，然后再进行牵引。会阴部侧切是必须的，而且要够大，要避免切口撕裂。

胎头的枕部多数位于前偏左或偏右方。一般在置入产钳时，应遵循置于胎头两侧的原则，扣合钳扣，不可用强力。有时，大部分扣合即可。在牵拉的同时，胎头会旋转至较正中位置。

在准备施行产钳术时，最好嘱病人再多加用力。因为胎头越低，对产钳牵拉越有利。有时，在这个用力过程中，胎儿就娩出了，从而避免了手术。

胎头吸引器有时也能代替产钳。不过，它牵引的力度不如产钳。加大用力时，往往会脱出。如胎头较低，它仍不失为一种有效的工具。

2. Kielland 产钳

Kielland 产钳又称枕后位产钳。设计和制造它的目的是解决枕后位的娩出。该产钳的特点是没有或只有极小的骨盆弯度。因为这个特点，它可以直接用产钳旋转胎头，而如果用普通产钳，钳柄要转一个很大的弧圈，不易操作（见图8、图9）。

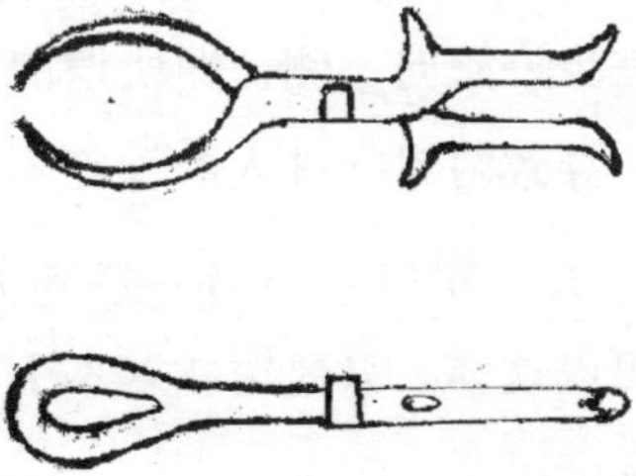

图8 Kielland 产钳（枕后位产钳）

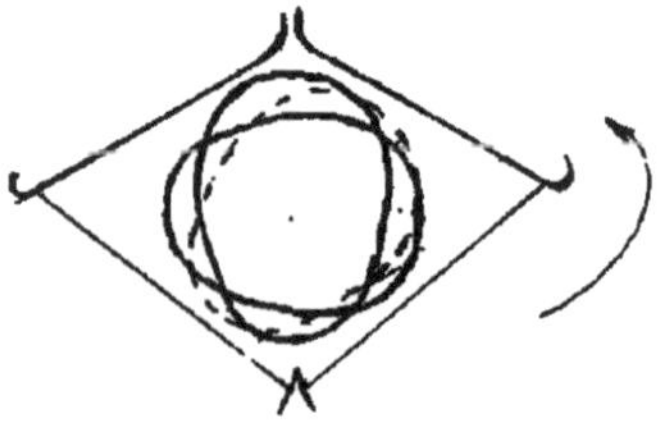

图 9　胎头从左枕横位转至枕前位

放置该产钳的方法，现已作了改进。以往将钳叶弯度反转放入，然后再反过来以适应胎头的弯度，这种方法现在已经不被采用了。放置时，仍按胎头弯度缓慢放入，并用手指予以调整。枕横位时，胎头往往少许倾向一侧，即所谓前不均倾位和后不均倾位，导致两钳叶进入的深度不一致，即一钳叶进入浅，另一钳叶进入深，因钳扣为滑动钳扣，所以才可以这样。只要钳扣基本上能扣合，便可进行转动和牵引。

在现代城市，熟识 Kielland 产钳使用方法的产科医生已不多。但也有个别医院把该产钳当普通产钳来用，其目的可能是使医生习惯它的使用方法，万一遇到枕后位时能轻松应付。

新中国成立初期，一位名为刘本立的专家曾出版《产钳术》，该书图文并茂，对从业者很有帮助，笔者从此书中受益匪浅。

3. 胎头吸引器

胎头吸引器的应用应注意以下事项：

（1）胎头吸引器用于宫缩无力、第二产程延长的情况。胎头应下降至比较低的位置，如 +4 或以下，其使用相当于低位产钳及出口产钳。

（2）放置吸引器最重要的一点是确保阴道壁没有被吸入。所以，在放置时要用手指在吸引器的圆端边缘摸一周，拨开阴道壁。在已抽有一定负压后，再检查一遍，然后再吸抽负压。检查时一定要稳定吸引器，否则检查一侧时，另一侧松动，阴道壁又可能滑入吸引器内。

（3）牵引应与宫缩同时进行。术者单手握住胎头吸引器，先稍向下牵引，待胎头着冠后，力量逐渐转向上。在牵引过程中，胎头枕部转至正前位，而矢状缝也转而处于骨盆的中线。宫缩间歇时，牵

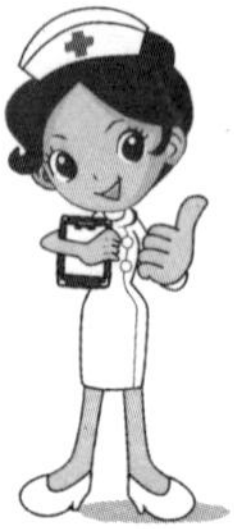

引也应暂停。牵引时的力量，应尽量与吸引器的中轴吻合。若偏离中轴，力量过于偏侧，则可能使吸引器脱离，从而导致手术失败。

（4）胎头娩出后，应及时放开用于钳夹胶管、维持负压的止血钳，使负压消失。胎儿头皮的水肿会在2～3 日内消失；如有血肿，会在一个月内被吸收而平复。

【八】

臀位牵引术

臀位是常见的异常胎位，其围产死亡率比头位高出5.5倍，所以目前业界普遍认为剖宫产对臀位新生儿比较安全，但总会有一些情况要从阴道分娩，例如，病人不愿意剖宫产、产妇急诊到医院时胎足已露出阴道，或处在经济落后地区无剖宫产手术条件等。

臀位可分为：①全臀位：先露为臀和双足。②单臀位：先露为臀。③不全臀位：先露为一足或双足，一膝或双膝。

臀位牵引术是助产者用手牵引进行的操作，目的是帮助胎儿娩出。只有在很少的情况下，胎儿可以完全自然娩出。

施行臀位牵引术要注意三方面：

（1）让子宫颈口和阴道扩张到最大限度。

臀位分娩时，胎儿娩出困难是因为子宫颈口和阴道扩张不够充分。为了克服此困难，现在很多术者用的方法是在宫缩时用手掌加上一块折叠布巾堵住阴道口，不让胎儿足部和臀部过快地娩出。这样做可使子宫颈口和阴道有更多时间逐渐扩张，使先露部下降尽量低，阴道尽量得到扩张。

（2）解脱上举胎臂，避免骨折。

在胎儿下降时，胎儿上肢伸直至头部两侧，会使肩部更宽，不利于娩出。术者要在宫缩间歇时，将食、中两指伸向胎儿肘窝，钩住，并压向躯体，再将手指伸向前臂，使之贴着躯体，慢慢滑下。用同样手法解脱另一上肢。贴着胎儿躯体是重要的，因为如果力量横着向外，遇到阻碍时，会造成骨或关节的损伤（见图10）。

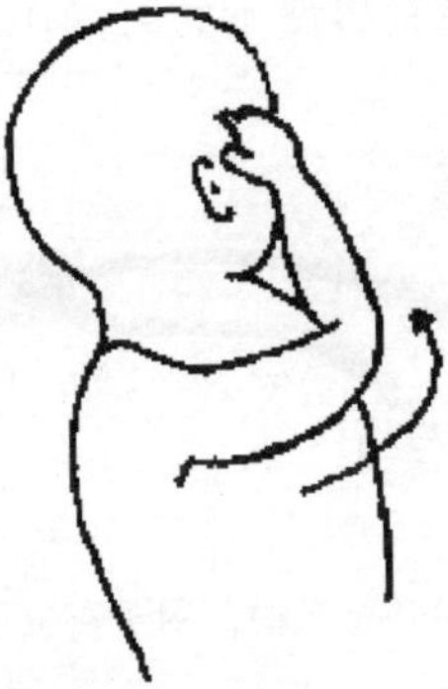

图 10　将上肢紧贴着胎儿躯体

(3) 后出胎头的娩出。

术者用一手的食指钩住胎儿口腔，另一手的食指、中指在胎儿颈部两侧钩住胎肩，使胎头俯屈。也可使一助手在腹壁耻骨联合上方向下推压胎头，帮助胎头弯曲和下降。如阴道有充分的扩张，加上较深的会阴侧切，胎头娩出一般不会有困难。

在特殊的困难情况下，可用产钳助产，娩出胎头。专门为后出胎头设计的产钳称 Piper 产钳（见图 11），其钳叶与钳柄的连接部分特别长，并向下弯，以适应胎儿躯体的形状。若没有此产钳，也可用普通产钳，或枕后位产钳。此时助手应将胎儿躯体多往上提，使其尽量不妨碍操作。

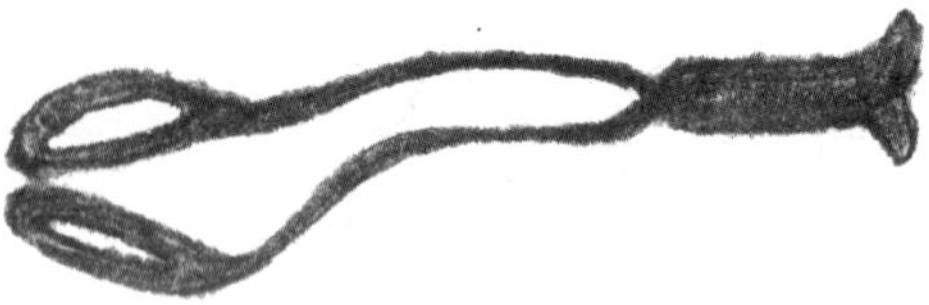

图 11　Piper 产钳，用于臀位后出胎头

【九】会阴侧切与缝合术

会阴侧切多用于两种情况：一是初产妇，分娩期胎头将要娩出。此时，会阴部已绷得很紧，即使用手耐心保护，也难免撕裂，造成不规则的裂口，甚至可能延伸至肛门和直肠，又增加了缝合的困难。做一个45°的会阴侧切，实为最佳选择。二是在施行助产手术，如在产钳术或臀位牵引术之前，应做会阴侧切，以便操作及胎头娩出。

会阴侧切前一般应进行局部麻醉，但有时在胎头即将娩出之际，即时用剪迅速剪开一个不太深的

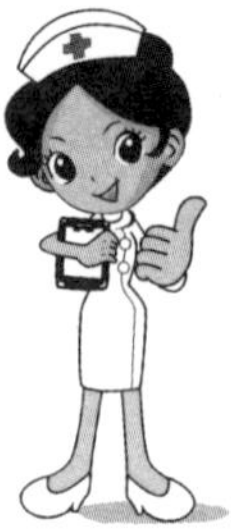

切口也是可以的。此时会阴局部已被胎头压迫麻木，产妇基本上没有痛的感觉。剪开后，胎头立即娩出。

侧切口的缝合是需要一点技巧的。要知道，切开的是一片厚薄不均匀的组织，创口的外侧厚而近中线的内侧薄，所以，缝合较厚的外侧时，缝针要多带一些组织，而内侧少带一些。肌肉必须与肌肉对缝，皮下组织对皮下组织，最后愈合才牢固。

缝合的次序是先用肠线缝合阴道黏膜，从里向外，至接近处女膜处停止，间断或连续缝合均可。黏膜缝好后，创口的空隙就像一个帐篷，上尖下宽。此时，从阴道用食指在切口尖端处向外拨，要能看见黏膜下的最深处，然后在该处开始用丝线间断缝合切口，从最深处至表面，可能要缝两层，甚至在最厚处三层，但缝线不要过密、过紧，否则影响血液供应。皮肤用丝线间断缝合。在处女膜处，最好用丝线缝，便于以后拆线。用羊肠线可能导致纤维组织反应而形成小硬结，以后此处的摩擦会产生疼痛。

会阴侧切拆线时，如伤口裂开，则宣告缝合失败，病人将要经受再次缝合的痛苦。此时应注意，第二次缝合必须成功。缝合失败的原因有多种，除感染之外，伤口对合不好、恶露流入伤口内也可导致愈合不良。

最好在伤口裂开后7日左右进行第二次缝合。因为时间越长，纤维组织增生越多，伤口越硬，血供应也越少，就越不利于愈合了。缝合前7日，应每日用过锰酸钾液或生理盐水清洗两次，在缝合前见到新鲜肉芽组织为好。缝合时，将表面硬的结缔组织切除，将新鲜的、软的组织对合，愈合的机会较大。

在术前3日，静滴广谱抗菌素，把伤口菌丛减到最低限度。术后继续用数日。术前清洁灌肠一次，不要让病人在术后次日就大便。术后每日服杜密克液（乳果糖），以软化大便，防止便秘。

【十】剖宫产术的胎头娩出

胎头娩出是剖宫产术中最重要的一环。多年前采用短柄产钳娩出胎头，后改用单叶产钳，之后又改良用体积较钳叶小、适应胎头弯度的金属器械，现在简化到用一块压肠板就可以。不过，不少术者仍用一只手。笔者认为用手是最好的。虽然手比一块压肠板体积要大，但用手是最无创的，而且手灵活、有感觉，稍微着力就可以把胎头作些曲弯而带出来。不论用何种方法，当术者已完全熟练掌握它时，同样可以达到好的效果。

胎头娩出的容易与否，与子宫下段切口有关。现在一般都采用横切口。切口应施于胎头最大直径线上（见图12）。切开后，两旁的肌肉向各自一方收缩而使切口分开，用手托住胎头的最下方就可以顺利地将胎头娩出。切口位置过高或过低，都会造成娩出的困难。如切口过低，胎头被切口上部挡住，不能仰伸娩出。若情况紧急，可在切口上部正中剪开数厘米，以便胎头娩出。这就形成一个丁字形的切口。缝合时注意两切口的交叉点。此处缝线不能过密、过紧，否则会引起宫肌缺血坏死，影响愈合。如切口过高，胎头变得好像下陷很深，则手用力也不容易托至足够的高度。如手术前对胎头的低陷已有所估计，应安排一助手，将阴道消毒后，手术中由助手从阴道将胎头推上，以利于娩出。

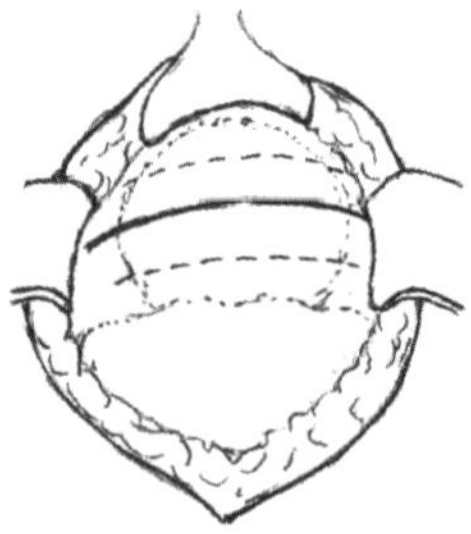

图 12　下段切口在胎头最大直径线上

（虚线为切口位置过高或过低）

20 世纪 70 年代，国外有不少关于剖宫产术子宫下段横切口与直切口优、缺点对比的讨论。笔者认为横切口比较合乎生理性，出血较少，愈合也较好。直切口也有其优点，主要在胎头下降度不太够时，直切口就容易取出胎头，不足之处是上段可能要切开子宫体部 1～2 cm 才能达到 12 cm 的长度。如果第二次分娩与第一次分娩相距 3 年，此时伤口已愈合好，分娩一般不会受影响。

关于腹膜外剖宫产术，国内有不少医院在做。其优点是不用打开腹腔，减少感染机会，对病人干扰少，病人术后恢复快。不足之处是手术操作有一定的复杂性，目前仍未被大多数医院采用。

【十一】分娩期子宫颈口狭窄

分娩期子宫颈口狭窄，是指子宫颈外口不扩张，是由于该处组织坚韧所致，多发生在初产妇身上。

1954年，笔者所工作的医院里有一名护士初产，经过近1天的分娩过程仍未娩出。检查发现其子宫颈口开约3 cm，已破膜，胎头被子宫颈像帽子一样紧紧包着；先露已很低，下降程度为+4，枕前位；胎心音正常；产妇一般情况好，只是第一产程长，产妇显得疲乏。

当即施行子宫颈切开术。先作会阴侧切，然后用阴道拉钩充分暴露子宫颈，在子宫颈 2°、6°、10°处剪开（见图 13）。在此三处剪开，是因为局部血管较少，能避开在子宫颈两侧的子宫动脉。在下剪处先用两把直长止血钳夹着子宫颈，在两钳之间剪开，一直剪到阴道穹窿部。切口不能过短，因为到阴道穹窿部才能获得子宫颈口扩张的最大径度。剪开一处后，不要立即取出止血钳，以便保持止血，最后把止血钳放开取出时，切口基本上不流血。子宫颈剪开后，嘱产妇再用力一点，让胎头下降至尽可能低的位置，而子宫颈也可以逐渐回缩至胎头最大直径的后方。摸清胎头位置后，置入低位产钳，不需用大力便可将胎头娩出。胎儿娩出后，立即检查子宫颈，发现切口出血不多。再用两把止血钳各夹住一侧伤口，用肠线间断缝合。用同样的方法，依次缝合其余两处切口。

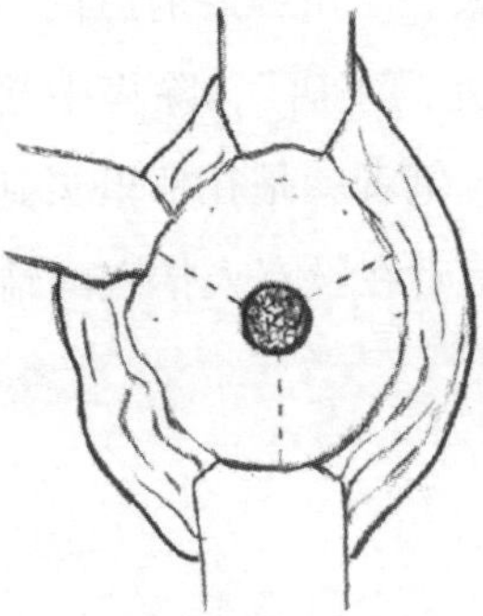

图 13　在子宫颈 2°、6°、10°处剪开

数日后复诊时，产妇子宫颈愈合良好。多年后，该产妇又分娩过两胎，均为顺产。

此后，笔者遇到过同样的产妇，也采取同样的方法处理，过程顺利，产妇以后的分娩都很正常。

使用子宫颈切开术应强调两点：第一，剪开的切口一定要够长，一定要剪到穹窿部顶部。如不够长，会引起撕裂而产生大出血。第二，胎头越低越好。因为胎头低，产钳助产容易，娩出前又能发挥压迫止血的作用。

此方法来源于 Greenhill 主编的《DeLee 产科学理论与实践》。该书插图非常清晰，手术步骤分明，

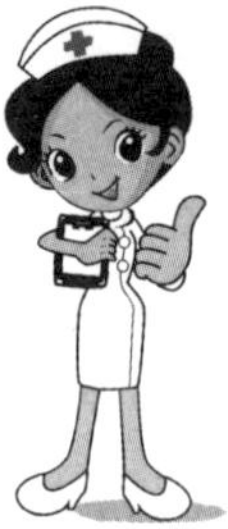

对笔者帮助很大。广州解放前后的一段时间，有一家书店名叫“龙门书店”，除售中文书外，也卖一些英文原版书，笔者就是在那里买到这本书的。它内容丰富，使笔者在没有人指点的情况下仍然受益匪浅。

【十二】内倒转术

在现代城市和有条件做产前检查的地方，基本上都不需要做内倒转术，多数是在边远地区偏僻农村发生的忽略性横位需要做这种手术。术者将一只手放入子宫内，另一只手在腹壁，互相配合操作，将胎头及脱出来的上肢推向上，转而牵拉胎儿足部，使胎儿下肢及躯干先娩出，胎头最后娩出。

有时产妇到医院时，胎儿的一只手已出现在阴道，胎心音多数听不到，可能子宫将要破裂或已经破裂，产妇生命垂危。此时应立即将胎儿脱出的上肢消毒，在全麻状态下送回宫腔内，将胎头及肩部推向上，在腹壁外另一手的配合下，将胎儿一足或两足抓着，缓慢地向下牵引。此时，多数情况宫口已全开，胎儿躯干及胎头的娩出无太大困难。在内倒转过程中，横卧的胎儿径度大，可能导致子宫下段破裂。为了避免此种情况发生，可嘱一助手，在产妇下腹部两侧，用手掌轻轻压住，保护子宫下段的宫壁，使其在倒转时不被撑破。因为不是头先露，宫口未得到最充分的扩张，后出的胎头只有通过缓慢而间歇的牵引和足够的麻醉才能娩出。

胎儿娩出后，应立即伸手入宫腔，检查有无子宫破裂。手术时，应全身麻醉。一般可静脉给药，不但见效快，产妇术后苏醒也快。除处理横位外，边缘性前置胎盘出血时，为了迅速止血，也可用内倒转术将胎儿臀部拉下，压迫止血。最后胎儿臀位娩出。

【十三】膀胱阴道瘘修补术的手术要点

1. 术前软化组织

膀胱阴道瘘病人多是患病一段时间后才来就医，此时病变组织已因纤维化而变硬，如不将组织软化，很难进行分离及缝合，而变脆了的组织，还容易被缝线切割开。

术者应在手术前 7～10 日让病人服用雌激素，如己烯雌酚，每日 1 mg。此类病人多数有闭经，或两三个月来一次月经的症状，雌激素水平低。手术后仍要继续用药 10～14 日，使组织愈合速度加快，同时也避免撤退性出血来得太早，影响组织愈合。

另外，术前也要用皮质激素，如地塞米松 0.75 mg，每日两次，共 7 日，术后停药（因为术后用药会影响伤口愈合）。

2. 手术时病人的体位

手术时病人应采取跪着的膝胸卧位或俯卧位。这样，术者才能从上而下清楚看见瘘孔，并进行操作。阴道后壁可用单叶阴道拉钩拉开。

3. 阴道壁与膀胱壁的分离

组织软化后，阴道壁与膀胱壁就比较容易分离了。在阴道黏膜下注入少许生理盐水有助于分离的进行。注意分离时两者的完整性，不能把阴道壁或膀胱壁撕破、撕裂或穿通；纤维组织不要切除太多。分离后的阴道壁不能太薄，因为它要承受一定的张力，而厚一点则可以保留更多的血管，对生长愈合有利。

4. 相反的缝合走向

膀胱壁的缝合走向与阴道壁的缝合走向应该是相反的，一般是膀胱壁横向缝合，阴道壁纵向缝合。两者相反是为了尽量不让尿液流出至阴道，并使膀胱与阴道壁的黏合和生长更好。膀胱壁用间断褥式羊肠线缝合，阴道壁用丝线间断缝合。

缝合时应注意靠近尿道口的括约肌，如括约肌受破坏，应予收紧。该肌过于松弛，会造成手术后的尿失禁。

5. 术后注意点

（1）保持俯卧体位。此体位有利于尿液从导尿管流出。尿液较多而膀胱胀时，尿不容易从缝合口流出至阴道。

（2）保持导尿管畅通。这是术后的关键问题。在护理上要随时警惕，因为如果尿液流不出，膀胱

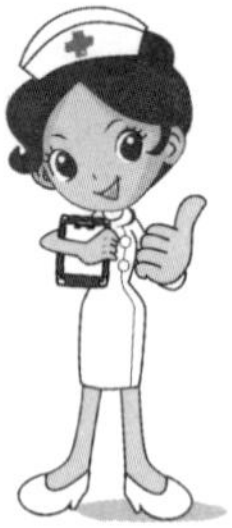

充胀，压力增大，尿液会从缝合口溢出，影响伤口愈合，甚至可能造成修补术的失败。笔者和护理人员在工作中用装胶布的长硬纸筒放在床上，让橡胶尿管通过，使尿管不会被压，这样就保证了尿管的通畅。病人虽然不太舒服，但为了手术成功，一般还是能够接受的。

【十四】子宫全切除术

施行子宫全切除术，最重要的是避免输尿管损伤。输尿管进入膀胱前，经过在它上面横过的子宫动脉，两者的交叉点，距离子宫颈侧约 2 cm（见图 14）。多年来，随着手术操作技术的发展，避免损伤输尿管的方法也基本成熟，以下介绍几种常用、操作简易的方法：

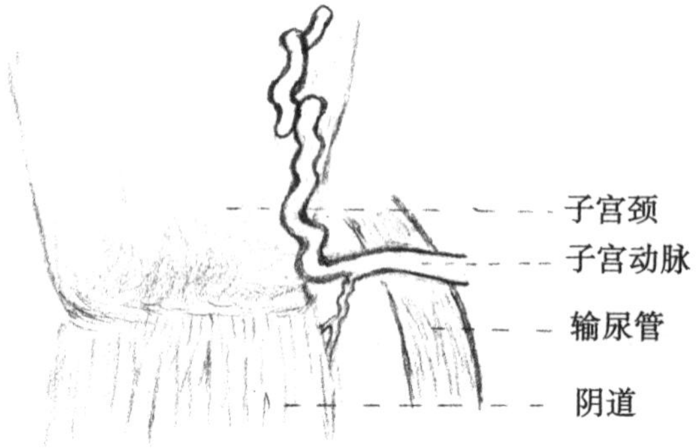

图 14　显示子宫颈旁子宫动脉与输尿管（盆部右侧后面观）

（1）放置输尿管导管。插入输尿管导管后，术者更容易摸到病人的输尿管。老一辈妇科专家有时使用这一方法，尤其是用于有严重粘连的较大的卵巢囊肿切除方面。

（2）发展膀胱侧窝。输尿管进入膀胱时，周围存在结缔组织。由于盆腔狭窄，该处结缔组织少，但疏松，术者可以在膀胱侧用食指轻轻地分次逐渐插入，以扩大该处空隙，多次操作后，可形成膀胱侧窝。从这里，可以看见或触摸到子宫动脉和输尿管。

（3）触摸输尿管走向，游离子宫动脉。输尿管在骨盆入口处跨过髂总动脉而进入阔韧带底部，在横过的子宫动脉下经过，然后进入膀胱。将子宫动脉与输尿管分离并切断，使输尿管始终处于术者视线范围之内，就能避免损伤。

（4）紧贴宫颈侧肌层切断子宫动脉。此方法完全不触动子宫动脉与输尿管的交叉点，只求把子宫动脉切断，取出子宫。将夹住子宫动脉的血管钳紧紧地贴着子宫壁，另一把血管钳放置在其内侧，在两把血管钳之间切断子宫动脉。在这个过程中，内侧的血管钳可能夹住少许宫颈纤维，这对手术及康复影响并不大，重要的是，此处离输尿管较远，不会损伤输尿管。

（5）对巨大宫颈肌瘤，采用剜除肌瘤的办法。输尿管可能紧贴宫颈肌瘤，在肌瘤外操作，容易损伤输尿管。但肌瘤可以剜除，剜除后，操作空间大为增加，输尿管也能看见。此时，子宫动脉清晰可见，各种组织也更容易看见，操作更为简便。

此外，在手术前和手术后均要看清楚输尿管的走向。输尿管有时因为粘连，会离开正常路径。手术前看清楚输尿管走向，是为了切断子宫动脉时，

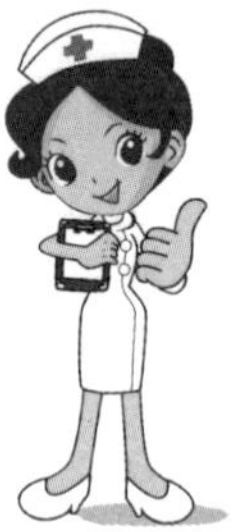

避开输尿管，以免造成损伤；手术后这样做，是为了弄清楚手术操作当中输尿管有无损伤，即使有损伤，发现后也能马上弥补、修复。

阴道式子宫全切除术极少有误伤输尿管的。这是因为手术时需要将子宫拉下，而又同时将膀胱剥离并推上去，所以，切断子宫动脉时，能远离输尿管而不致损伤它。

在进行宫颈癌根治术时，注意不要过度清除输尿管周围的结缔组织，因为输尿管下段的供血有部分来自周边组织的血管。输尿管缺血后，管壁可能坏死，不过一般范围不会很大。可能术后数日会因输尿管阴道瘘而漏尿，如瘘孔不大，多在 3 周内自行愈合。在愈合过程中，漏尿逐日减少。

手术中阴道残端切口的缝合主要是注意两侧角的子宫动脉分支，如缝合止血不彻底，术后可能出现阴道流血现象。此时在阴道缝合止血，有可能损伤输尿管。此处较好的缝合方法是 8 字缝合（见图 15、图 16），用此方法均未见有术后阴道出血现象。

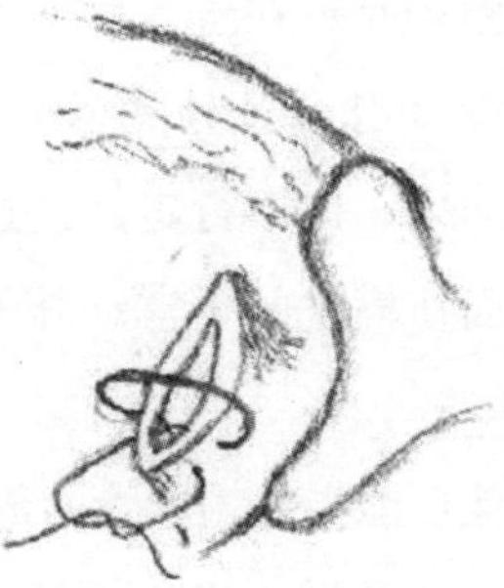

图 15　8 字形缝合阴道残端侧角

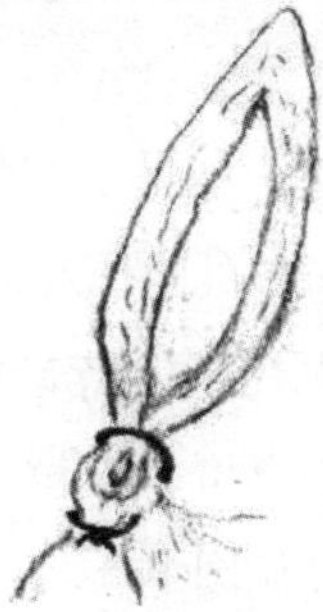

图 16　缝合打结后（已放大）

以上重点讲述的是如何避免在宫颈旁切断子宫动脉时损伤输尿管，但根据输尿管在盆腔部的路径，在其他部位操作时也有可能对输尿管造成损

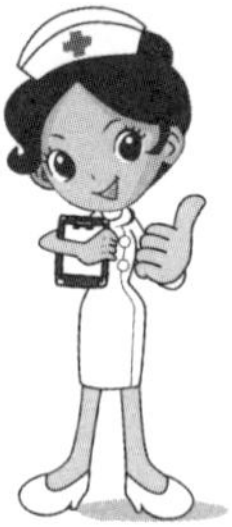

伤。输尿管的路径是：在进入盆腔部时，跨过髂总动脉的内、外髂动脉分开处稍下方的髂内动脉侧，然后沿着盆壁向内、向下行走，经过子宫骶韧带之外方，再向内而在横过的子宫动脉下穿过，然后进入膀胱。

因此，其他可能损伤输尿管的部位有：

（1）卵巢动、静脉：当卵巢及输卵管与周围组织有粘连时，输尿管可能因被拉近而受到切割，或被缝针贯穿，或被缝线穿过拉伤，或缝线结扎后被扭曲。

（2）钳夹主韧带：如果主韧带血管出现渗血现象，为了止血，钳夹时可能伤及输尿管。

（3）钳夹子宫骶韧带：当有盆腔粘连时，子宫骶韧带与输尿管的距离可能被拉近，渗血时钳夹止血可能损伤输尿管（见图17）。

（4）进行后腹膜缝合时，如下针过深，输尿管可能因被缝而受损（见图18）。另外，提夹腹膜时，注意不要夹住其他组织。

当怀疑输尿管损伤，但又难以确定时，可以进行以下两项操作：

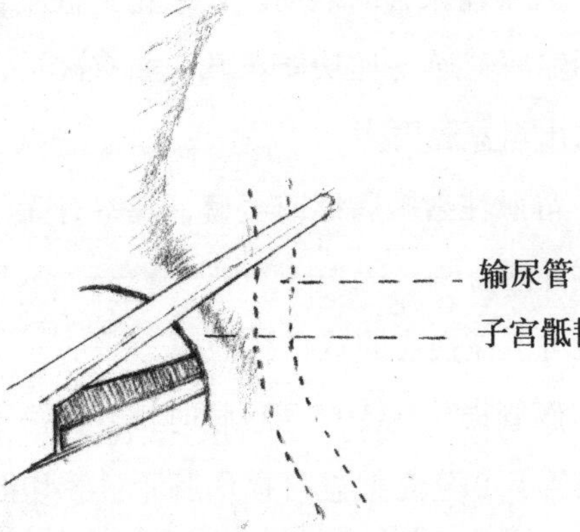

图 17　当输尿管被拉近子宫骶韧带时有可能被损伤

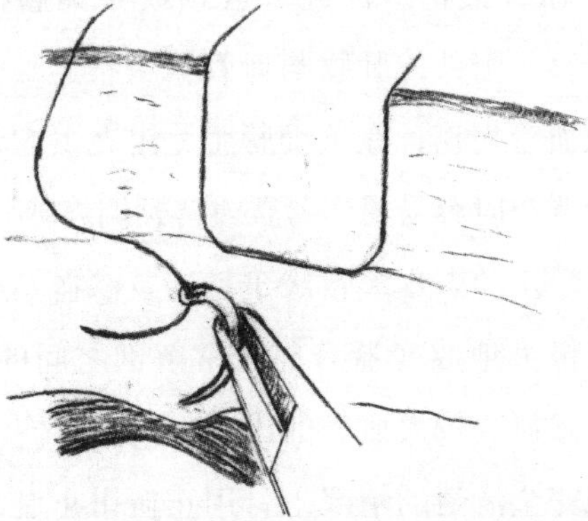

图 18　后腹膜缝合时输尿管可能受损

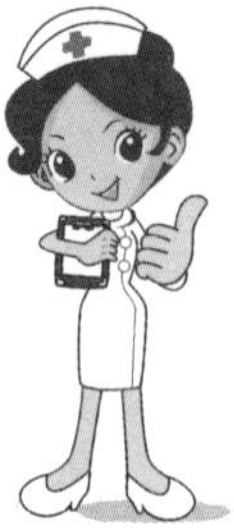

（1）观察输尿管的蠕动。如果见到输尿管有蠕动，说明输尿管通畅且功能正常；如有破口，会看见尿液溢出至盆腔内。

（2）静脉注射胭脂红或美蓝，观察有无红色或蓝色液体外漏。

其他可能被损伤的器官：

（1）肠管损伤。①打开腹膜时，刀或钳子误切或误夹肠管；②分离粘连时损伤肠管；③切断子宫骶韧带或阴道壁时损伤肠管。前两种情况，小肠受损的可能性大；而后一种情况，多数是直肠受损。

（2）血管损伤。在进行宫颈或卵巢癌根治术时，因子宫、附件或肿物与血管紧密粘连，分离时可能导致血管损伤；在下推膀胱、钳夹主韧带或分离输尿管隧道时容易损伤膀胱或宫颈侧静脉。

盆腔手术的困难多数缘于粘连及渗血。严重的粘连，可极大地改变器官与正常解剖之间的关系；而广泛的渗血或较大血管的出血，则可能使术者在视野未能完全清楚的情况下，用止血钳止血，导致器官的损伤。分离粘连时，应先易后难，锐性分离和钝性分离相结合。对于减少或防止出血，结扎髂内动脉不失为一种有效方法。但在结扎后不到一小时内，侧支循环可能形成，也就有再出血的危险。因此，一定要加快速度完成所进行的手术。另一有效方法是压迫下腹主动脉。可用一条橡皮管通过主动脉后面，在前面打结。但阻断时间不能超过 20 分钟，否则会引起下肢及盆腔器官因缺血而坏死。

【十五】胎盘滞留

胎儿娩出后，即进入第三产程。此时子宫进一步收缩，促使胎盘与宫壁分离，逐渐从子宫颈口排出。正常产出的胎盘，羊膜面反转在外，脐带突出于宫颈口。接产者应摊开产下的胎盘及胎膜，看其是否完整。如不完整，应用裹着纱布的手进入宫腔，在宫壁揩拭，把残留的羊膜或胎盘组织揩出。

当胎盘与宫壁不完全分离时，子宫收缩受影响，从而不断有血从阴道流出，此时应立即注射催产素。徒手剥离胎盘时，进入宫腔的手手指应合拢，呈锥形。碰到宫壁后再慢慢分开，用小指的外侧，及小指、无名指与中指指尖剥离尚附着的胎盘。剥离不能用强力，只能用巧力。如胎盘与子宫壁粘连较轻，稍用力便可将胎盘剥出；如不能将胎盘取出，即应暂时停止此操作。如出血不多，可休息片刻，或用宫缩剂后，再次人工剥离；如仍不能剥出且流血不止，血量增多，应即时做子宫切除手术。术前可用纱条填塞宫腔，以压迫止血。

胎盘与宫壁不能剥离的原因有二：一是胎盘与宫壁形成牢固的粘连即所谓粘连性胎盘，是炎症后产生广泛的纤维组织反应所致，病理检查可见绒毛黏附于子宫肌层。二是形成植入性胎盘，绒毛直接侵入子宫肌层（见图 19），所以胎盘牢牢地附着，不能分开。最后诊断也是靠病理检查。临床上，很多时候以为是植入性胎盘，但最后诊断仍是粘连性胎盘。这两种情况，若强行剥离，必会造成大出血。它们的形成，80% 与刮宫、剖宫产、子宫内膜下肌瘤或子宫手术有关。有这方面病史者，应提高警惕。

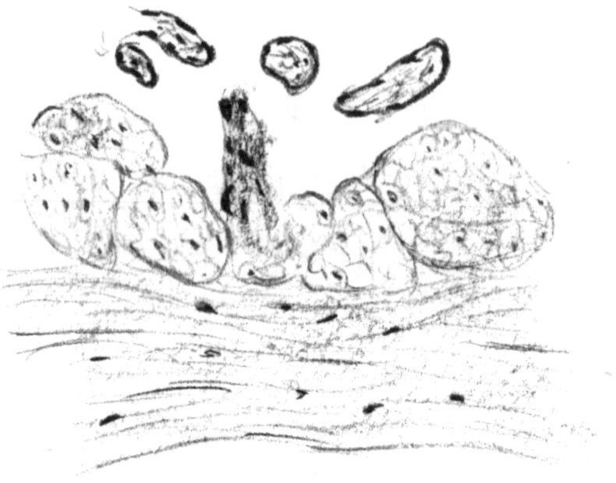

图 19　组织切片显示绒毛侵入子宫肌层

【十六】产科弥散性血管内凝血及妇产科病人突然死亡

1. 产科弥散性血管内凝血

产科中，弥散性血管内凝血（DIC）时有发生。它是由羊水中有形的颗粒物质，如胎粪、胎脂、胎儿角化上皮细胞等，及羊水中具有凝血活酶作用的促凝物质进入血管，引起肺动脉栓塞，形成广泛性微血栓而导致的。由于血液内的凝血因子被消耗尽，加上继发纤维蛋白溶解，所以，血从有破口的子宫与胎盘血管流出，而且不会凝结。

弥散性血管内凝血可发生在妊娠期，如重度妊娠高血压综合征，或过期流产胎死宫内，或在分娩期，由于羊水进入母体循环导致弥散性血管内凝血。临床上，如存在可能发生 DIC 的病症，而流出来的血又不凝结，基本上可以定为弥散性血管内凝血，再加上实验室数据的支持，即可确诊。流出的血液不凝结是临床诊断的要点。

在弥散性血管内凝血的处理方面，笔者在实践工作中总结了以下经验：

（1）大量输入新鲜血液。在 20 世纪 60 年代，笔者工作的医院还没有血库。有输血需要时就找输血队，而输血队也不过是常驻招待所的几个人而已，需要大量输血时完全靠当地领导紧急动员机关干部献血。献血者须先验血型，血型匹配者就去抽血。

病例参考

患者周某，23 岁，第二胎为剖宫产，现第三胎。5月7日入院，血压120/70 mmHg。9日下午2时，腹部持续痛，阵发性加剧，出汗，血压100/60 mmHg。子宫有压痛，宫口未开，下腹痛逐渐加重。患者不停地大声呼叫，即时诊断为子宫破裂，立即做剖宫产术。术中发现大网膜与原子宫切口粘连，该处宫壁薄。切开子宫，取出一死胎，缝合腹壁皮下脂肪时，发现有渗血现象。血压下降，术中出血300～400 mL。回病房后，阴道流血不止，血不凝结，即予输血、吸氧，并注射凝血剂、可的松，及纠正酸中毒，加压进行宫腔填塞纱条。输血至2 000 mL时，阴道流血仍未能控制住。查血纤维蛋白原132 mg/dL（正常参考值193～423 mg/dL）。10日凌晨1时30分，血小板计数49 000/mL。静脉缓慢注入1%甲苯胺蓝（Toluidine Blue）10 mL。注射后两小时内，血压从0回升至84/64 mmHg，阴道流血大为减少。剖宫产后16小时内，共输血4 670 mL。10日下午，取出宫腔纱条，有中等量鲜血流出，但可见凝血块。用抗生素控制感染。住院80天，痊愈出院。

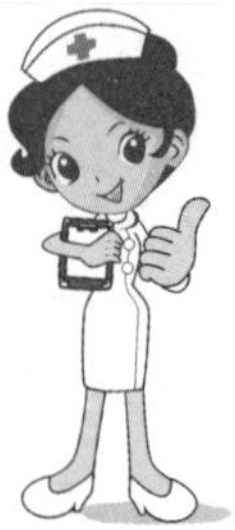

以上病例说明大量输入新鲜血液是抢救成功的关键。血液里不仅有红血球，还有大量的凝血因子和血小板。输血到一定量时，要注射一支钙剂，因为输入的血液内含有抗凝剂。此外，所用甲苯胺蓝有促进血液凝固的作用，短时内排出的小便变为蓝色。

（2）使用肝素，见好就收。用肝素的原则是一经确诊，尽早使用。它能阻止血管内凝血的发生，使血液内的凝血因子不被消耗。第一次用量为50 mg，加入葡萄糖液快速静滴，以后的用量则视情况而定。临床上开始见有小凝血块，或出血基本停止，化验报告的数据接近正常时，就可以停止使用肝素。因为病人本身有调节机能，虽然用量不大，但加上足量的血液补充及凝血剂的使用，病人会逐渐好转。要注意子宫的胎盘附着处有敞开的血管，若肝素过量，可能引起出血。

（3）警惕过期流产。据报道，胎死宫内滞留子宫4周以上，发生低纤维蛋白原血症者约有25%，临床上，如果胎儿已死亡，多数在不长时间内会出现阴道流血，但也有数周后才流血，甚或不流血而突然自行排出者。如病人早孕反应停止，子宫未继续增大，应立即做超声波检查，并根据停经时日，估计胎儿的死亡时间，同时做好有关的血液化验。临床上，往往在急诊室见到病人流血量多，即时刮宫，但术中流出的血液不凝结。此时，术者会因准备不足而变得手忙脚乱。应立即用明胶海绵填塞子宫，或用淡碘酒浸过的纱条填塞宫腔（见图 20），并即时输血。化验后，给予肝素静滴治疗。

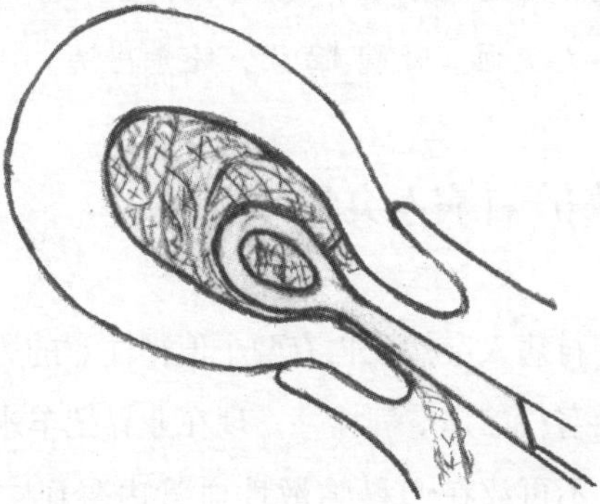

图 20　宫腔填塞纱条要紧密，不留空隙

病例参考

患者段某，30 岁，因停经 5 月，阴道流血 1 日就诊，检查子宫仅如 3 月大，诊断为过期流产，于 3 月 19 日入院，22 日刮宫。宫腔深 11 cm，用卵圆钳钳出腐烂的胎盘组织及灰黄色断作两段的胚胎。术后阴道流血多，暗红色，不凝结。用纱条填塞宫腔，仍不能止血，子宫颈亦有一点状糜烂处出血不止。改以止血棉 14 块填塞宫腔，并以纱条填塞子宫颈及阴道，在外部加压，出血乃停止。23 日取出阴道纱条，无流血。住院 12 天，痊愈出院。

2. 妇产科病人突然死亡

妇产科病人突然死亡有两个值得注意的原因：一是羊水栓塞；二是空气栓塞。现在业界把羊水栓塞单独列出，不再放在产科弥散性血管内凝血之列。它来势迅猛，羊水中的有形物质，能引起肺动脉栓塞，并可同时导致过敏性休克，病人可能在极短时间内死亡，死亡原因多为心肺功能衰竭。如病人度过最初这一阶段，随后会出现弥散性血管内凝血。

病例参考

患者孙某，30 岁。于 1960 年 5 月 20 日入院，第一胎，足月，血压 150/100 mmHg，下肢浮肿，尿蛋白阴性。入院后血压 150/100 ~ 180/110 mmHg，6 月 1 日上午 1 时 30 分开始阵缩。胎头显露，宫缩增强，胎头行将娩出之际，突见产妇头部左右摆动，全身抽搐，面色发绀，即时切开会阴，娩出胎儿。胎盘娩出后，宫缩不良，阴道流血多，且不凝结，产妇迅即进入昏迷状态，血压测不到。检查子宫颈及宫腔未发现破裂或残留胎盘胎膜，但觉宫腔宽，宫缩很差。经采用输血、输液、注射宫缩剂、宫腔填塞纱条等抢救措施，仍无效，终因病情急剧恶化而死亡。从出现症状至死亡仅两小时。

此病例虽未做尸检，但从病情之凶险和阴道流血不凝结来看，极可能为羊水栓塞。病人有妊娠高血压综合征基础，血管脆弱，加上突然宫缩增强，羊水立即大量从血管破口进入循环，遂产生休克缺氧，病情迅即恶化。

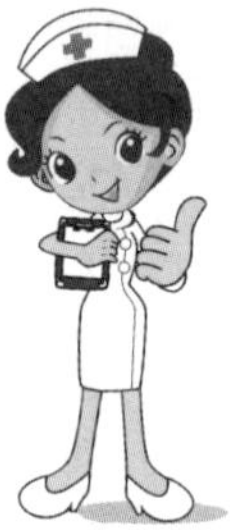

破膜亦有讲究。如突然涌出大量羊水，会导致宫内压力骤降，而外面压力急剧补充进来时，可使羊水进入血管而造成羊水栓塞。因此，破膜应用一支较粗的针，穿破羊膜，使羊水缓慢流出。

关于产科弥散性血管内凝血的实验室检查：如以下三项检查均为异常（见下表），即可确诊。

项目	异常值	正常值
血小板计数（/L）	$\leqslant 150\times10^9$	$250\pm50\times10^9$
凝血酶原时间（s）	$\geqslant 15$	12.0 ± 1
纤维蛋白原（g/L）	$\leqslant 1.6$	2

关于产科弥散性血管内凝血用的止血药，有以下多种可以选择。

（1）6-氨基己酸（6-Aminocaproic Acid，又名 EACA）。

作用：能阻止纤维蛋白溶酶的形成，从而抑制纤维蛋白的溶解，并有抗过敏及抗炎症作用。

副作用：偶有腹部不适、腹泻、低血压、多尿等。

用法：静滴，4～6 g/次，加入5%葡萄糖液或盐水 100 mL，15 ~30 min 滴完。维持剂量 1 g/小时。

（2）止血芳酸（P-Aminomethylbenzoic Acid，PAMBA）。

作用：与 6-氨基已酸相同，但药效较强，毒性较低。

用法：静注 0. 1 ~0. 2 g/次或 0. 2 ~0. 6 g/日。

（3）氨甲环酸（Tranexamic Acid）。

作用：同止血芳酸。

副作用：头昏、恶心、胸闷、嗜睡等。

用法：静注或静滴，0. 25 ~0. 5 g/次。

以葡萄糖液稀释 qd-bid。

（4）维生素 K（K1、K3、K4）。

K1 属脂溶性，K3、K4 属水溶性，维生素 K 在肝脏中作为某些酶的辅基，参与凝血因子Ⅱ、Ⅶ、Ⅸ、Ⅹ的合成，从而起止血作用。

维生素 K 毒性极小。维生素 K 静注速度不超过 5 mg/分钟，静滴时应遮光。

用法：①维生素 K1 肌注或静注，10 mg/次，1 ~2次/日。②维生素 K3 肌注，4 mg/次，2 ~3 次/日；口服4 mg/次，3 次/日。③维生素 K4 口服，

4 mg/次，3 次/日。

（5）止血敏（Etamsylate）。

作用：促使血小板循环量增加，增强血小板功能及血小板黏附性，加强血块收缩，减少血管渗透性。

副作用：到目前为止少见。

用法：肌注或静注，0.25 ~0.75 g/次，2 ~3 次/日。

（6）凝血酶（Thrombin）。

此为血液中的提剂，能直接作用于血液中的纤维蛋白原，可使其转变成纤维蛋白，使血液凝固，从而达到止血的目的。

用法：局部止血。制成明胶海绵或纱条贴敷于创面，并应稍加压力。对填塞较小的宫腔效果良好。

（7）人纤维蛋白原（Human Fibrinogen）。

人纤维蛋白原在凝血酶作用下形成纤维蛋白，达到止血目的。临床上用于低纤维蛋白原血症。

副作用：偶有过敏反应及发热。

用法：静滴，1.5 ~8 g/次，滴速 60 滴/分钟，应以注射用水 100 mL 溶解，静滴时应用带滤网的输血器，启封后在两小时内用完。

造成妇产科病人突然死亡的另一个值得注意的原因是空气栓塞，空气栓塞可以在极短时间内致死。少量的空气可以缓慢地从产后子宫的血管进入，空气大量积聚后可能导致死亡。以下是笔者在临床上见到的情况。

在 20 世纪 70 年代，一名产妇在医院分娩，产后由一位有经验的医生来为她做输卵管结扎术。手术进行顺利，用了局部麻醉。术后第 3 日，产妇早晨梳洗之后，突然倒卧床上死亡。死者无心血管或肺部病史，术前神志清醒。笔者参加了尸体解剖，手术部位无出血或破裂，但发现盆腔大多数小静脉内有很多小气泡。这说明产后子宫仍有一定的收缩，而结扎手术可能进一步刺激了子宫的收缩，造成宫腔内的负压，空气被吸入。当胎盘附着处的一部分血管尚未闭塞之时，空气缓慢而连续不断地进入血管，逐渐积累，最后因空气栓塞而导致产妇死亡。

在 20 世纪 60 年代，美国一本知名的妇产科杂志刊载过这样一个病例。一名孕妇已在妊娠后期，为了获得快感，要求她的丈夫往她阴道里吹气。有一次，当她的丈夫这样做时，该孕妇突然倒下死亡。这是因为妊娠的子宫蜕膜或胎盘附着处边缘的小血管出现破口，空气在一定的压力下进入血管，造成空气栓塞而导致孕妇死亡。

也是在 20 世纪 60 年代，在云南某地区医院，医生为一名患不孕症的病人进行输卵管通气术。方法是用注射器连接导管，通过子宫颈口，把空气打入宫腔，空气进而迫入输卵管，医生通过用听诊器听有无空气经过的声音来判断输卵管是否通畅。在医生打气的过程中，病人突然叫了一声，随即休克死亡。这是典型的空气栓塞致死。后来，随着医疗技术的发展，输卵管通气术逐渐被废弃，取而代之的是输卵管通液术。

以上例子，说明子宫的血管是脆弱的，不管是否妊娠，只要稍加压力，空气就能进入，而产后子宫本身的收缩，也能造成这种压力。对此，医生应有所警惕。

【十七】子宫内膜细胞学的研究及一些临床关系密切的妇产科病理学问题

（一）子宫内膜细胞学的研究

受到宫颈细胞学涂片巴氏染色成功的启发，笔者认为子宫内膜细胞学也是值得研究的。子宫内膜细胞取材很简单，用针管就可以吸出。但有一点不足，就是对需要保留妊娠的子宫不可以使用。

子宫内膜受性激素影响，排卵前为增生期子宫内膜，排卵后为分泌期子宫内膜。笔者计划分两个

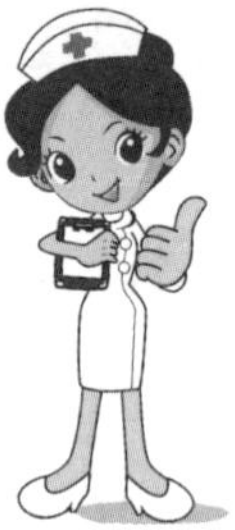

步骤进行研究：第一步，认清楚子宫内膜细胞在涂片上的形态，即它在月经的不同时期的表现特点；第二步，研究出一种染色剂，通过染色把增生期与分泌期子宫内膜区别出来，像巴氏染色那样。笔者完成了第一步，但由于客观原因，未能将第二步研究下去。

从形态学来看，增生期和分泌期的子宫内膜是各有特点的。

增生期（月经周期第1～14天）子宫内膜细胞多相连成片状。细胞的突出部分为细胞核，而胞浆很少。细胞核较致密，互相紧靠，间隙为胞浆形成的小缝。从侧面看，呈柱状，胞浆少，核在底部，约占细胞的2/3（见图21）。

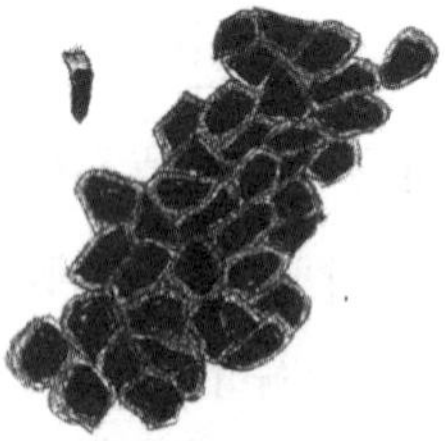

图21　增生期子宫内膜细胞

分泌期早期（月经周期第 15 ~ 21 天）子宫内膜细胞亦连成片状，其中一些细胞的核仍致密，呈多边形或圆形状，胞浆染色较深。这些细胞单个相连成长短不一的弯曲带，把其他成为小片的增大了的细胞分隔开来。后者细胞核变疏松，胞浆增多，细胞核之间的距离因此而增宽（见图 22）。

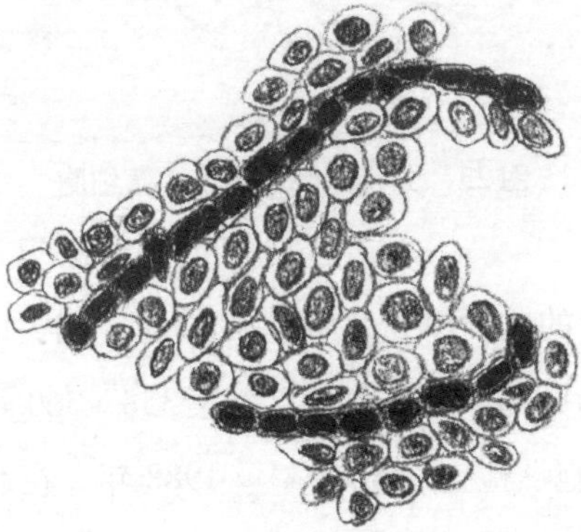

图 22　分泌期早期子宫内膜细胞

分泌期晚期（月经周期第 22 ~ 28 天）子宫内膜细胞成片，细胞核随着整个细胞的增大而进一步增大，呈圆形或椭圆形，并更为疏松，有时可见 1 ~ 2个核仁。胞浆进一步增多，使细胞核相互之间的距离明显增宽，胞浆染色淡（见图23）。

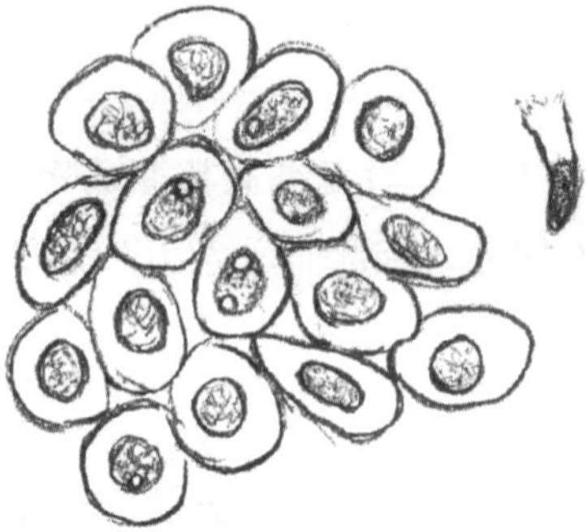

图23　分泌期晚期子宫内膜细胞

笔者的这项研究开始于1982年，相关成果发表于《云南医药》第3卷第6期第358～360页，题为“吸宫细胞学检查诊断早孕”。1988年，在北京国际生殖内分泌学术讨论会的《论文摘要汇编》上发表题为“月经周期中子宫内膜细胞学与组织学对照的初步研究”（英文）的文章；1995年，题为“子宫内膜细胞学诊断排卵”的同类研究刊登于《中国实用妇科与产科杂志》第11卷第2期第91～92页。

（二）妇产科常接触的病理学问题

病理学与临床医学关系密切，妇产科病理学中的有些内容很值得妇产科临床医师关注。

1. 宫颈细胞学与组织病理学对照的研究进展

自20世纪80年代以来，由于巴氏染色筛选的广泛应用，宫颈癌的发病率与死亡率明显下降。至今，细胞学技术又有了新的发展。现已普遍使用新的液体基础细胞学（Liquid-based Cytology）检查。对一些有可能癌变，但又一时难以确定的情况，细胞学称为“未确定重要性的非典型鳞状细胞”（Atypical Squamous Cell of Undetermined Significance，ASCUS）（见图24）。

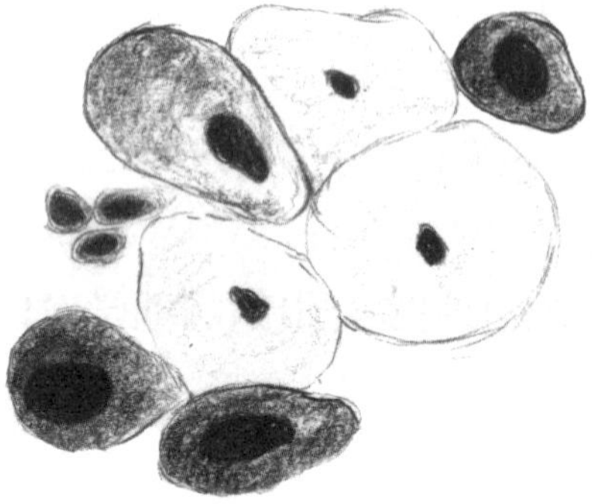

图 24　ASCUS 涂片：轻度表层细胞核增大，来自围绝经期妇女

（资料来源：Christopher P. Crum，Marisa R. Nucci & Kenneth R. Lee. *Diagnostic Gynecologic and Obstetric Pathology* [M]. Philadelphia：Elsevier Health Sciences，2011. 254.）

在组织学上，学者关注的是宫颈鳞状新生物（Cervical Squamous Neoplasia）。在这方面很常用的名称是宫颈上皮内新生物（Cervical Intraepithelial Neoplasia，CIN）和鳞状上皮内损害（Squamous Intraepithelial Lesion，SIL）。CIN 分为三种程度。CIN-1 与低度鳞状上皮内损害（Low-grade Squamous Intraepithelial Lesion，LSIL）等同。CIN-2 与 CIN-3（原位癌）则

与高度鳞状上皮内损害（High-grade Squamous Intra-epithelial Lesion，HSIL）相同。

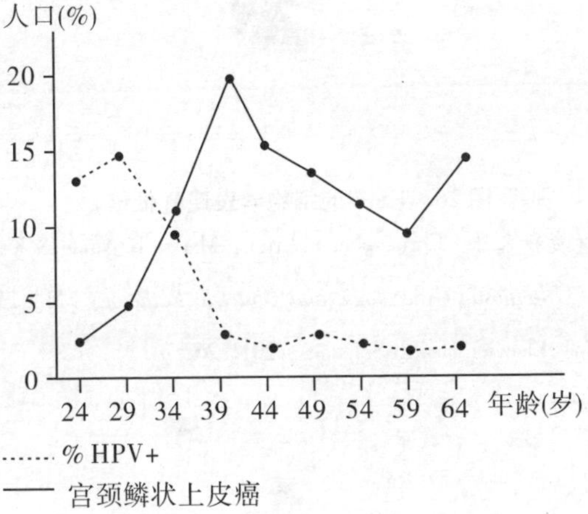

图 25　HPV + 与宫颈鳞状上皮癌的发病率

（资料来源：Christopher P. Crum，Marisa R. Nucci & Kenneth R. Lee. *Diagnostic Gynecologic and Obstetric Pathology* [M]. Philadelphia：Elsevier Health Sciences，2011. 249.）

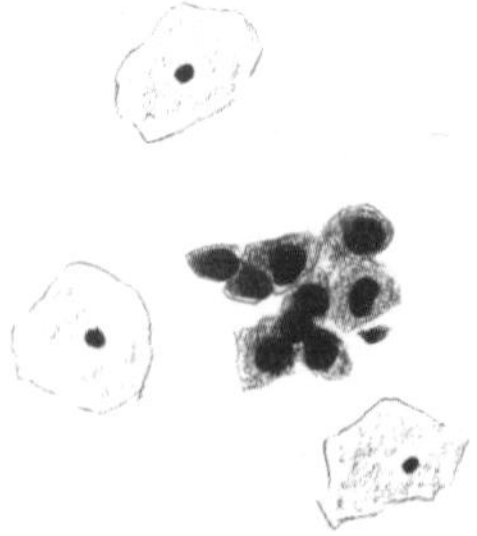

图 26　HSIL 的细胞学表现（低倍）

（资料来源：Christopher P. Crum，Marisa R. Nucci & Kenneth R. Lee. *Diagnostic Gynecologic and Obstetric Pathology* [M]. Philadephia：Elsevier Health Sciences，2011. 262.）

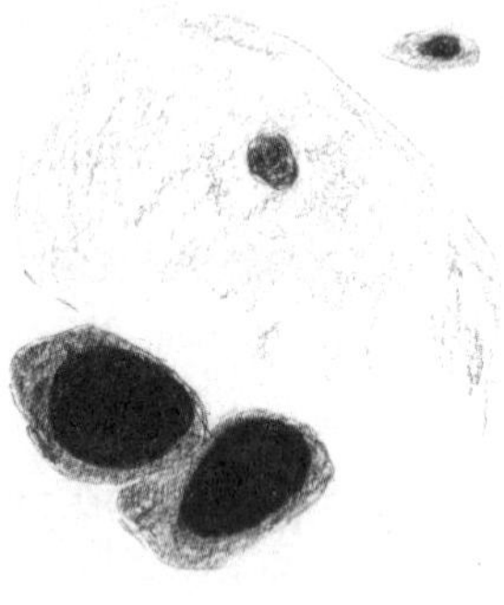

图 27　HSIL 的细胞学表现（高倍）

（资料来源：Christopher P. Crum，Marisa R. Nucci & Kenneth R. Lee. *Diagnostic Gynecologic and Obstetric Pathology* [M]. Philadephia：Elsevier Health Sciences，2011. 262.）

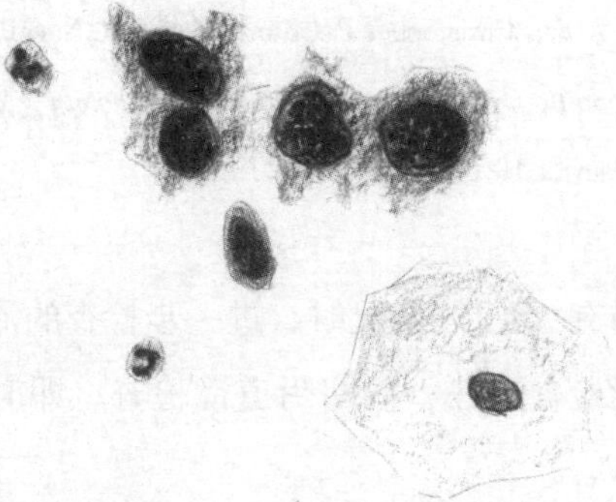

图 28　宫颈涂片显示癌细胞

对于细胞学上的 ASCUS，又有人根据其程度不同而进行不同的分类。现已掌握 LSIL（见图 29）及 HSIL 各自不同的细胞学特征。

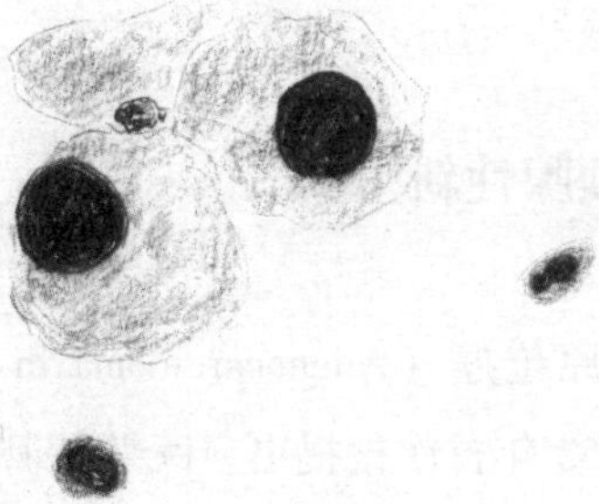

图 29　ASCUS 涂片：细胞相当于 LSIL

（资料来源：Christopher P. Crum，Marisa R. Nucci & Kenneth R. Lee. *Diagnostic Gynecologic and Obstetric Pathology* [M]. Philadelphia：Elsevier Health Sciences，2011. 256.）

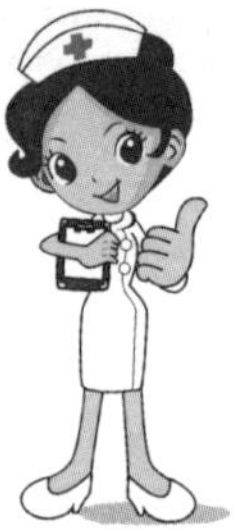

凡遇有 ASCUS 情况时，进一步检查的流程依次是：巴氏检查追踪、立即阴道镜检查、即时及以后复查 HPV。

对 LSIL（CIN-1）的处理主要是追踪观察。每 12 个月做一次 HPV 检查，每 6 ~ 12 个月做一次宫颈细胞学检查。若两年后仍维持 LSIL，应做切除手术；如不予治疗，1‰可转变为浸润性癌。

对 HSIL（CIN-2 与 CIN-3）的处理可采用宫颈锥形切除并活检，亦可电灼、冷冻或 CO_2 激光切除。

2. 宫颈腺性新生物

宫颈腺原位癌（Adenocarcinoma in Situ，AIS）的概念于 1953 年首次被提出。医学界现已掌握腺原位癌的细胞学特征，尤其掌握了非典型腺细胞（Atypical Glandular Cells，AGC）的特征。

在 AIS 的诊断上，阴道镜检查帮助不大。如细胞学上诊断为 AIS 或发现有异常细胞，随后的阴道镜检查若为阴性，仍不能否定发展为新生物的可能性。

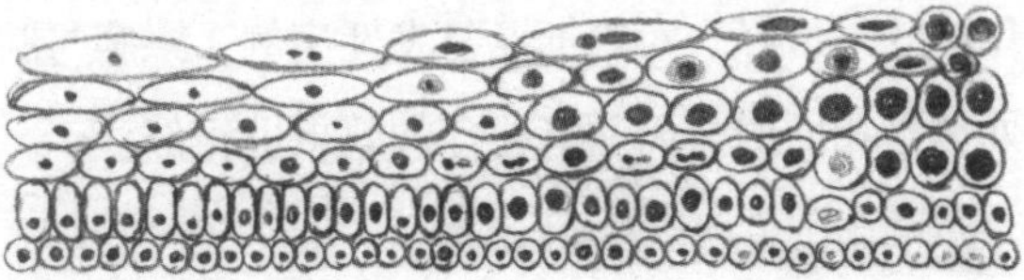

图 30　宫颈上皮内新生物的发展阶段

(资料来源：Christopher P. Crum，Marisa R. Nucci & Kenneth R. Lee. *Diagnostic Gynecologic and Obstetric Pathology* [M]. Philadelphia：Elsevier Health Sciences，2011. 260.)

肉眼观察到的病变可能是一小处表面不平、向外生的一小块物，一个溃疡性的平板块，或严重时整个宫颈变为一硬块的桶状物。

细胞学上见有很多细胞集结，但已失去其正常

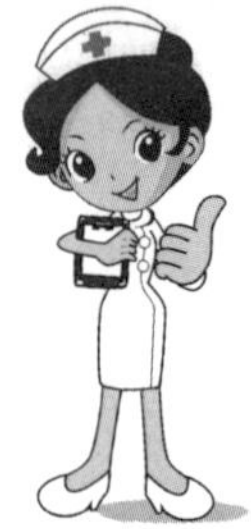

的蜂巢状，并有分支状或乳头状聚集，即可定为非典型的浸入性宫颈腺癌。

处理：如为临床 IB1 期，根治性子宫切除术为有效的治疗。如病情更重，应增加放射治疗。有研究认为，手术后放疗加化疗效果较好，而放疗期间加用顺铂化疗效果最好。对晚期及复发性病例，鳞癌与腺癌的处理是相同的，而两者化疗的效果也相似。

国际妇产科学联盟（FIGO）宫颈癌分期表

FIGO 分期	原发肿瘤（T）
I	宫颈癌局限于子宫
IA	临床前期浸润癌，显微镜诊断，深度小于或等于 3 mm，长度小于或等于 7 mm
IA1	肿瘤大于 3 mm，但深度不大于 5 mm，长度小于或等于 7 mm
IB	肿瘤大于 Tia2，或肉眼可见
IB1	临床上可见，最大直径为 4 cm
II	宫颈癌侵犯超出子宫但未到盆部或阴道下 1/3
IIA	肿瘤未累及宫旁组织
IIA1	临床上可见，最大直径为 4 cm 或以下
IIA2	临床上可见，最大直径大于 4cm

(续上表)

FIGO 分期	原发肿瘤（T）
IIB	肿瘤侵犯子宫旁组织
III	肿瘤达到盆壁并/或累及阴道，或导致肾盂积水，或导致肾失去功能
IIIA	肿瘤累及阴道下 1/3，无扩展至盆部
IIIB	肿瘤扩展至盆部，或导致肾盂积水，或导致肾失去功能
IVA	肿瘤侵犯膀胱或直肠黏膜，或扩展超出盆部

注：Tia2 为 TNM 分期中的一种情况。

3. 子宫内膜上皮内新生物

子宫内膜上皮内新生物（Endometrial Intraepithelial Neoplasia，EIN）为子宫内膜腺体的癌前病变。1949 年 Hertig 描述了一种“腺瘤样增殖”，并指出患者可在 1～5 年后发生子宫内膜腺癌。

EIN 现已有明确的病理学诊断标准。有一种 H-E染色切片上的计算机形态测定法可作为客观诊断参考标准。

在细胞学上，EIN 无绝对标准特征，但与良性子宫内膜组织之间仍有清晰区别。

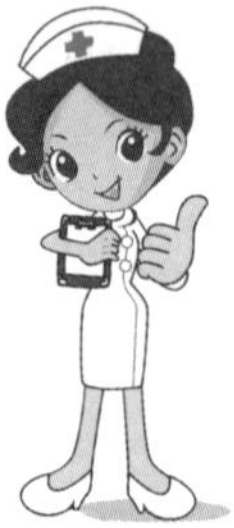

处理：一旦确诊，立即进行子宫切除术。想保留生育功能的年轻人，或不能经受手术的病人，可考虑孕激素治疗。

4. 卵巢的一些良性情况

（1）与不孕症有关的卵巢情况。

①卵巢早衰（Premature Ovarian Failure，POF）。患者于40岁之前绝经。有报道称5%～10%的卵巢早衰年轻患者最后能自然获得妊娠。疾病的原因有两种：卵泡功能异常和卵泡缺乏。雌激素受体与FSH受体基因缺陷导致卵泡功能异常，最终导致卵巢衰竭。有学者认为此病有家族性因素。

②自体免疫性疾病与自体免疫性卵巢炎。自体免疫性疾病与卵巢衰竭有关。很多自体免疫性疾病，包括肾上腺功能过低症、甲状腺功能过低症、特发性血小板减少性紫癜、血管胶原疾病、多发内分泌腺病等，均伴有卵巢衰竭。例如，阿狄森氏病患者，其体内的抗体，同时对抗肾上腺细胞及卵巢产生类固醇细胞的自体抗原，而淋巴细胞渗润则见

于卵巢卵泡及黄体周围。自体免疫性卵巢炎一般呈高促性腺性卵巢衰竭症状，过早出现绝经、闭经及不孕等就是自体免疫性卵巢炎的表现。自体免疫的POF可先期有成功的妊娠，而随后有继发性不孕症及闭经。实验室检查常发现有抗卵巢自体抗体。自体免疫性卵巢炎目前无特效的治疗方法，用皮质类固醇抑制免疫，效果不恒定。

③多囊性卵巢综合征（Polycystic Ovary Syndrome，PCOS）。2006年对多囊性卵巢综合征的诊断标准为：以雄激素过多症为主，加以下两种情况中的一种：一种是月经过少或闭经；另一种是超声波检查见有多囊卵巢。该症临床上有时伴有肥胖及抗胰岛素表现。患者年龄多为30~40岁。第一线的处理为减肥、口服避孕药；进一步的治疗则针对高胰岛素血症，用药为二甲双胍（Metformin）。促排卵可用克罗米芬。还有一种疗法为卵巢楔形切除。随着腹腔镜的应用，可进行较为保守的手术，如卵巢穿刺、电凝或激光。

④子宫内膜异位症。卵巢的异位子宫内膜有三种表现：最引人关注的是子宫内膜囊肿；其次为卵

巢表面的子宫内膜间质或腺体与粘连组织混合，并可见含有血铁黄素的巨噬细胞；最后一种情况为卵巢皮质子宫内膜异位症。处理方面多采用腹腔镜手术治疗。部分病例需药物与手术结合治疗。

（2）妇科良性疾病手术中的预防性双侧卵巢切除问题。

曾有人认为在良性手术的同时，应切除双侧卵巢，以避免日后发生卵巢癌。但切除后绝经期即提早到来。绝经后，由于缺乏性激素，心脏冠状动脉疾病发病率增加，而有保留卵巢组织的患者，冠状动脉疾病的发病率较低。从死亡率看，绝经后冠状动脉疾病导致的死亡率大大高于卵巢癌。可以看出，预防性切除双侧卵巢是不必要的。

5. 卵巢癌

卵巢肿瘤在形态上可分为良性、交界性及恶性。交界性的根据是肿瘤细胞无间质浸润，但有恶性细胞的特点。交界性卵巢肿瘤一般指上皮性肿瘤。

处理：手术是主要治疗手段，而卵巢癌未经手术很难明确病理诊断。手术还可以明确肿瘤分期，有利于治疗。手术的原则是尽一切努力将肿瘤全部切除。肿瘤细胞减灭术也遵循这个原则，残存的肿瘤则应做化疗。目前的研究证明，联合用药优于单独用药。对黏液性囊腺癌，有人认为用顺铂加泰素为好。

对于复发性癌的治疗，要看其无病间隔（Disease-free Interval，DFI）的长短。如少于一年，再用顺铂仍难奏效；如多于一年，用化疗可获短暂缓解，但不能治愈。对一些病例，可再次进行肿瘤细胞减灭术。

【十八】婚前性知识的重要性及更年期的思考

1. 婚前性知识的重要性

改革开放后，性知识的普及已有很大的进步，但婚前性知识普及的深度却仍不尽如人意。这里举一个极其罕见的例子，以作说明。

在20世纪90年代，有一天，笔者被叫去看一名急诊病人。她患的是直肠阴道瘘，是新近形成的，发生于新婚之夜。从病史和损伤情况来看，原因是显而易见的。

病人的会阴撕裂，裂口一直延长至直肠，形成直肠阴道瘘。直肠阴道瘘是一种很严重的损伤，过去见过的病例都在农村，主要是产科方面原因引起的，而这次的病因是从来没有听说过的，更不用说见过了。不过，处理的原则和方法是相同的。先为病人认真清洁消毒，随后做了修补术。病人最终痊愈了。

后来，笔者单独见了一直不敢露面的丈夫。他非常后悔，但伤害已造成，后悔也于事无补，只能怪自己无知。

一年后重见此病人时，她已怀孕，接近分娩期。笔者建议她做剖宫产，以避免阴道分娩引起伤口再撕裂。

2. 更年期的思考

经过几十年的婚姻生活，人生步入更年期甚至老年期。此时，女性内分泌功能减退，性激素水平下降，分泌物减少，进而导致阴道干涩，影响夫妻

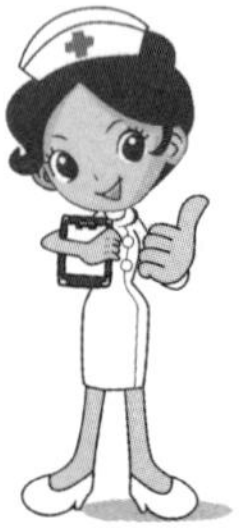

生活，分床、分房，甚至异地分居是比较常见的现象。但也有完全不同的情况。一名更年期病人的话给笔者留下了特别深刻的印象。她说丈夫对她非常好，非常体贴。为了丈夫，她要找医生，一定要克服困难。其实克服困难是件很容易的事情，归根结底是看两个人之间感情是否深厚。面对更年期的困境，有的人消极回避，有的人却积极求助、接受指引。而进入老年期之后，更不可能有年轻时的冲动和激情。很多专家指出，老年时感情的维系与升华，往往体现在很小的事情上，例如，一小声问好和关心，几句安慰贴心的话语，一次轻轻的抚摸，一件小礼物，满足一个小小的要求，都能给对方一阵阵温暖和心头上的喜悦。

有一部分病人，不仅是来看病，还是来咨询的。所以，妇产科医生必须具有广泛的知识，要对性医学、性病学及心理学有更深入的了解。病人的问题可能是非常隐私或难以启齿的，这些问题困扰着她，无法获得解答，她必须找一个最能信任、最有专业知识的人咨询，这个人就是医生。有些问题你是想象不到的，你甚至会佩服病人的勇气。如果医生不能解答，又必定使病人感到失落和烦恼。笔者认为当被问到时，医生不能对问题一无所知。以前因为不开放，很多东西都被禁锢，而现在许多问题已变得不足为奇了。很多以前没有想过、听过或见过的事情，现在都应该去想一下，去了解一下是怎么一回事。例如，以前的禁书、一些被认为是变态的东西、一些所谓儿童不宜的事物、一些有悖伦常的事等，作为一名医生，都应该知道。总之，现在对医生的要求是更高了，我们要不断地充实自己才能满足广大患者对医生的要求。

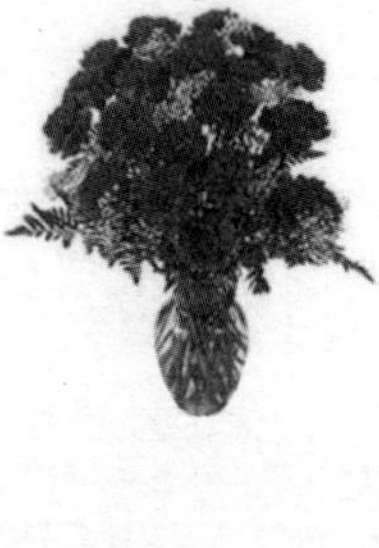

【十九】

纠正『妊娠高血压综合征』的译名

“妊娠高血压综合征”这一病名是1983年由一个全国性的高级会议制定的。统一病名是有必要的，因为在此之前，它的名称各式各样，不利于交流。当时，在《中华妇产科杂志》上，它的英文译名是“Pregnancy Induced Hypertension”，没有译出“综合征”一词。因为刊登在本专业全国最权威的杂志上，谁也不会想到有什么翻译问题。笔者后来在某大学为英语班讲课，在备课时开始意识到这个问题。如果是一本外文书，有一个“××Syndrome”的名称，我们肯定是要把它翻译为“××综合征”的，绝不会把“综合征”一词删掉。然而，“妊娠高血压综合征”是我国创立的病名，是光明正大的，为什么我们自己不把它如实地、完整地翻译给外国人呢？于是笔者翻阅了英美有关这方面的书，发现在国外，这种病的名称也是多种多样的。但是用“综合征”这一词语的却少，大多数都不用。然而，笔者坚持认为，科学技术的翻译要准确，它不像文学翻译那样，只要把意思翻译出来就行了，科技名称是绝对不能走样的。

基于以上的认识，在20世纪90年代中期，笔者写了一封信给《中华妇产科杂志》。随后得到回复，说该名称不是杂志本身翻译的，而是由一个专门负责译名的单位制定的，笔者写信至该单位陈述意见，该单位回信说已将意见转交有关单位。过了一段时间，笔者见没有动静，又再写信，答复是待该单位开会时讨论。后来，又过了一段时间，终于见到《中华妇产科杂志》上在原译名之后加上了“Syndrome”一词。

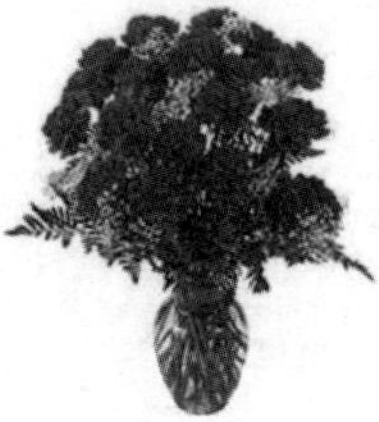

【二十】

中西医结合治疗妇科病的体会

采用中西医结合方法治疗妇科病，必须对中医学有所了解。笔者接触中医学是在20世纪60年代。当时，医院为职工请了本院的中医师，以大课的形式，讲授中医的基本知识，所用的课本是全国发行的《中医学概论》。笔者也曾脱产3个月学习中医的基本理论和诊治方法。70年代，在基层工作时，看见那里的西医，不论是本科还是中专的，都能熟练地开中药为民众治病，心里很是羡慕。加之，人们也有吃中药的习惯。这些实际情况，激发了笔者自学中医的兴趣。当时，有些书籍，不但介绍中药的传统药性，还介绍以西医方法研究出来的中药的药理。慢慢地，笔者也掌握了用药的基本原则，例如，若病人有出血倾向、血小板减少、身体虚弱，再继续用凉性药和活血化瘀药就会导致病情加重。于是，对一些简单的病例，笔者逐渐能为病人开出中药处方。以后，又慢慢着重学习妇科病的中医治疗。

中医理论的核心是辨证论治，而八纲辨证则为辨证的总纲。八纲即表、里、寒、热、虚、实、阴、阳。八纲之下亦有其他辨证，如病因辨证、气血精津辨证、脏腑辨证、卫气营血辨证、三焦辨证、六经辨证。

在八纲辨证之中，处于统领位置的是阴、阳。它完全是一个概念性的东西。人体的各个系统和各种功能，是处于一种平衡状态之中的。阴或阳，代表一种功能或状态，既互相对立、互相制约，又互相依赖。作为一名西医，要了解这一知识并不容易。像阴虚阳亢，有时就难以理解。它是指当一方力量减弱时，另一方因为没有约束就显得亢奋。举例来说，内分泌系统是一方，神经系统是另一方。女性进入更年期后，卵巢性激素的分泌减少，神经系统的某些方面就显得亢奋，病人变得容易激动，有时性情暴躁。又例如，胰岛素的分泌为阴，血糖的水平为阳。当阴虚时，即胰岛素分泌不足时，空腹血糖水平就升高，这就是阳亢。人一般是处于平衡状态的。很多时候，病况的出现是因为某些器官或某个系统功能不足，由于功能过强而产生毛病的似乎比较少见。老年人因为各方面功能减退，所以多病；而年轻人因为身体强健，所以少病。但年轻人身体强健并不等于他各种功能都亢奋。人是在动态中生活的，不运动，各种功能就会减弱，就容易生病。

在中医上，从形态上代表阴阳也是有的。例如，体内的津液，中医属阴。又如，中医认为儿童是阳体。

掌握八纲辨证是非常重要的，它与用药关系密切。例如，已经是热证了，再给病人用补药，就等于火上浇油。曾见有一初患感冒的病人，喝了一碗参汤后，数日内高烧不退。其他辨证对妇科临床较有帮助的为脏腑辨证、卫气营血辨证和病因辨证。

中医的脏腑与西医的内脏不同。虽然解剖上所指的器官大体是一样的，但对其功能之理解则完全不同。在妇科方面，中医认为五脏六腑机能协调是保证人体阴阳平衡、气血和顺的前提。若脏腑功能失调，尤其是肾、肝、脾的功能发生紊乱，失于和谐，就会引起各种妇产科疾患。

肾主藏精，而精气是构成人体的基本物质，也是生殖之基础。肾气盛则月经正常；如肾精肾阴不足，可出现月经紊乱、痛经、经崩漏下、癥瘕积聚等疾患。故《傅青主女科》谓“经水出诸肾”。

肝为藏血之脏，而女子以血为本，肝与肾同居下焦，肾主闭藏，肝主疏泄。肾肝协调，使月经能定期藏泄。肝以疏泄为其正常机能。若情志不遂，可诱发肝郁气滞，引起痛经、月经失调、妊娠恶阻等。

脾（胃）为后天之体、统血之脏，是气血生化之源泉。若脾胃虚弱，中气不足，经量将减少，甚至闭经。脾气虚弱则不能统血，可导致崩漏带下、流产、经量多。

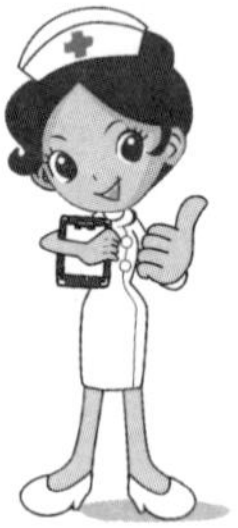

以上为中医学对妇产科疾病的基本理论与观点。中医师临床治疗时各有侧重点。例如，对月经先期的治疗，一位名中医认为多由邪热伏于冲任，迫血妄行所致，应治以清热凉血之药。另一位则认为应从肝论治，因肝郁血热、兼气血不足，应治以疏肝清热之药，佐以平补气血之法。

妇科的脏器在盆腔内，以表里来分，它属“里”。妇科病不少是炎症，如常见的盆腔炎及下生殖道炎症，又如不孕症的输卵管不通，阴道流血、血液淤滞等，这些都属于“实”。从病人的整体来看，一般没有明显的不适。多数人能吃能走，生活如常，也能上班工作，没有明显虚弱的表现。所以，从很多妇科病来看，笔者认为基本上是“实证”、“里证”。因此，从辨证论治的角度来说，用清热解毒药和活血化瘀药是符合原则的。

对于中西医结合治疗，目前医学界的共识是西医诊断，中西医结合治疗，或只用中药治疗。使用中药又有两种方法：一种方法是按疾病分为若干类型。例如，对慢性盆腔炎，有中医将它分为脾虚湿盛型、肝郁湿蕴型及痰瘀互结型，对不同类型用不同方剂。另一种方法是用基本方剂。例如，对不孕症用一个名为求嗣方的方剂，这是一位名中医的基本方。他在此方的基础上，根据病情表现的不同，对药物予以加减。笔者觉得用基本方比较容易掌握，它使用方便、直接，疗效也很好。而根据病情加减药物，西医也可以掌握。如果是一个使用中西医结合治疗的中医，他也可能采用前一种方法。

中医妇科的用药，除前文提及的以外，尚有多种。以下是常用的妇科用药，可作参考。

(1) 木香：辛、苦、温。功效为行气、调中、止痛、止泻。能明显缩短胃排空时间，能直接松弛支气管平滑肌，与罂粟碱作用相似，有溶解纤维蛋白的作用。

举例：月经过多，可用当归龙骨丸——当归、芍药、黄连、槐实、炒艾叶各 15 g，龙骨、黄柏各 30 g，茯苓 15 g，木香 7.5 g。

(2) 香附：辛、微苦、微甘、平。功效为疏肝理气、调经止痛。有雌激素样作用。对子宫有抑制作用，使其收缩力减弱，肌张力降低。有抗炎作用。

举例：月经后期可用八物加香附汤——生地、白芍、当归、川芎、茯苓、白术、炒香附、青皮各9 g，人参、甘草各3 g。

（3）枳实：苦、辛、微寒。功效为破气消积、化痰除痞。具有抑制及兴奋子宫作用。有升压作用，能增加冠状动脉及脑、肾血流量。

举例：产后恶露不下可用大承气汤——大黄12 g，厚朴、枳实各15 g，芒硝9 g。

（4）川芎：辛、温。功效为活血行气、祛风止痛。能明显地扩张冠状动脉，增加心肌供氧量，缓解心绞痛。能改善脑血液循环，有抗血栓形成作用。对平滑肌有解痉作用。

举例：经期延长可用温清饮——当归、白芍、熟地黄、川芎、黄连、黄芩、黄柏、栀子各4.5 g。

（5）益母草：辛、苦、凉。功效为活血调经、利水消肿、清热解毒。有收缩子宫、兴奋子宫的作用。能抗血小板聚集及抗血栓形成。有降低血液黏度和抗血液凝固作用。

举例：痛经可用痛经方——当归、益母草各20 g，川芎10 g，乌药、延胡索各15 g。

（6）川牛膝：甘、苦、酸、平。功效为祛瘀通经、引血下行、利尿通淋、补肝肾、强筋骨。有抗生育作用。

举例：闭经可用牛膝通经汤——川牛膝 20 g，当归、赤芍、枳壳、益母草、郁金、党参各 15 g，桃仁、柴胡各 12 g，川芎 10 g，红花 8 g。

（7）乳香：辛、苦、温。功效为活血行气、止痛、消肿生肌。有镇痛作用。

举例：痛经可用乳没散——乳香、没药各等份。

（8）没药：苦、平。功效为活血、行气、止痛、消肿生肌。有抗菌、降血脂作用。

举例：痛经可用当归没药丸——当归、五灵脂（炒）各 30 g，没药 15 g。

（9）五灵脂：苦、甘、温。功效为活血止痛、化瘀止血。能抑制血小板聚集。有抗炎及抗溃疡作用，能提高免疫功能。

举例：用于崩漏。取五灵脂 9 g，研末，开水送服。

（10）生地黄：甘、苦、寒。功效为清热凉血、养阴生津、润肠。能影响肾上腺皮质功能及皮质醇分解代谢，其临床应用广泛。

举例：月经先期可用凉血四物汤——当归、黄连、山栀、香附、槐花、川芎各3 g，白芍、生地各6 g，灯心30根。

（11）牡丹皮：辛、苦、凉。功效为清热凉血、活血化瘀、清退虚热。有抗病原微生物、抗心肌缺血及抗炎作用。

举例：崩漏可用十灰散——大蓟、小蓟、侧柏叶、荷叶、茅根、茜根、大黄、山栀、牡丹皮、棕榈皮各等份。

（12）地骨皮：甘、淡、寒。功效为凉血止血、清退虚热、清泻肺热。有解热、抗菌、镇痛作用。

举例：月经先期可用两地汤——大生地（炒）30 g，麦冬肉15 g，地骨皮9 g，阿胶9 g。

（13）泽兰：苦、辛、微温。功效为活血祛瘀、行水消肿。临床上多用于月经过多、闭经、产后恶露不绝等。

举例：闭经可用柏子仁丸——炒柏子仁、牛膝、卷柏各15 g，泽兰叶、续断各60 g，熟地黄

90 g，细末作丸。

（14）玄参：苦、甘、咸、寒。功效为清热凉血、解毒散结、滋阴降火、润肠。有解热、抗炎及抗菌作用。能增加冠状动脉血流量，有降压、改善微循环及毛细管通透性作用，有抗血小板聚集作用。

举例：产后发热可用玄连汤——玄参、连翘、天花粉、桔梗、前胡、牡丹皮、当归、陈皮各10 g。

（15）延胡索：辛、苦、温。功效为活血、行气、止痛。有镇痛、催眠、镇静与安定作用，能增加冠状动脉血流量，有兴奋垂体—肾上腺系统的作用。

举例：痛经可用当归止痛汤——当归30 g，延胡索、川芎、白芍各20 g，甘草9 g。

（16）细辛：辛、温。功效为祛风、散寒止痛、温肺化饮、宣通鼻窍，有镇痛和镇静作用，有抗炎及抑菌作用。对平滑肌有抑制作用。

举例：用于产后身痛，细辛、独活、桑寄生、续断、当归同用。

（17）杜仲：甘、温。功效为补肝肾、强筋骨、

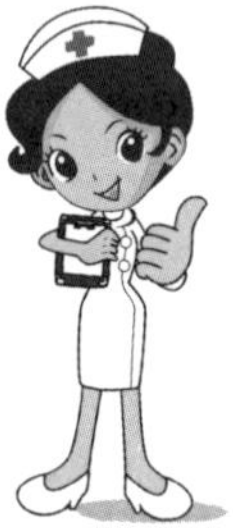

降血压、安胎。能增强免疫系统功能，有对抗垂体后叶所致的子宫收缩作用。有抗衰老作用。

举例：胎动腰痛如坠可用杜仲丸——杜仲、续断研末，枣肉为丸服。

妇科中成药在临床治疗上发挥一定的作用，其特点是种类多、使用简便、易于携带，许多患者乐于接受。以下是常用的妇科中成药：

（1）逍遥丸：①药物组成：柴胡、当归、茯苓、白术、白芍、薄荷、甘草。②功效：疏肝解郁、健脾和营、养血调经。③临床应用：妇女更年期综合征；乳腺小叶增生；经前乳房胀痛。

（2）复方丹参注射液：①药物组成：丹参、降香。②功效：祛瘀止痛、活血通经、清心除烦。③临床应用：慢性盆腔炎；陈旧性宫外孕。

（3）当归注射液：①药物组成：当归。②功效：补血活血、调经止痛。③临床应用：人工流产术镇痛；术前肌肉注射。

（4）桂枝茯苓胶囊：①药物组成：桂枝、茯苓、牡丹皮（去心）、桃仁（去皮尖）、芍药。②功效：活血化瘀、化痰通络、温经通脉。③临床应用：药物流产后子宫出血、功能失调性子宫出血；乳腺良性增生；子宫肥大症。

（5）宫血宁胶囊：①药物组成：重楼。②功效：凉血、收敛止血。③临床应用：宫内节育器致子宫异常出血；妇产科出血性疾病，包括放环后出血、炎性出血、药物流产后子宫出血、产后子宫出血。

（6）女金丹：①药物组成：当归、白芍、川芎、熟地、党参、白术（炒）、茯苓、甘草、肉桂、益母草、丹皮、没药（制）、延胡索（醋制）、藁本、白芷、黄芩、白薇、香附（醋制）、砂仁、陈皮、赤石脂（煅）、鹿角霜、阿胶。②功效：暖宫调经、养血祛瘀、理气止痛。③临床应用：排卵期出血；不孕症；痛经；月经不调。

（7）当归调经丸：①药物组成：党参、炒白术、茯苓、熟地、甘草、当归、川芎、白芍、阿胶珠、延胡索、砂仁、香附、杜仲、续断、陈皮、肉桂、桑寄生、菟丝子、艾叶、丹皮、黄芩、白薇、荆芥。②功效：补肾暖宫，益气养血，调经止带。③临床应用：月经周期不定；不孕症；痛经。

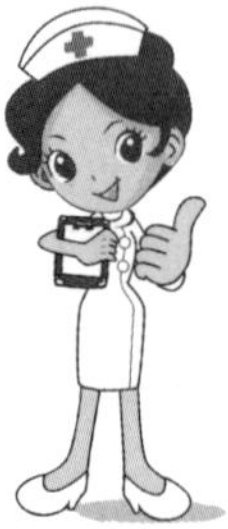

（8）消糜栓：①药物组成：硼砂、蛇床子、川椒、枯矾、血竭。②功效：消炎、活血、燥湿、止血、去腐生肌。③临床应用：宫颈糜烂；宫颈炎。

（9）妇炎净胶囊：①药物组成：苦玄参、地胆草、当归、鸡血藤、五指毛桃、两面针。②功效：清热祛湿、行血止痛。③临床应用：妇科炎症，如附件炎、盆腔炎、子宫内膜炎等。

（10）洁尔阴洗液：①药物组成：蛇床子、苦参、黄柏、苍术、艾叶、独活、石菖蒲。②功效：清热解毒，杀虫止痒，祛风除湿。③临床应用：尖锐湿疣；妇产科炎症，如霉菌性、滴虫性阴道炎。

笔者现在能做到的是，用西医诊断，中西医结合治疗。根据疾病，笔者确定一个基本中药方剂去治疗。这只是在一个微小范围内的辨证治疗。例如，在活血化瘀药的使用中，如病人有便秘，可以加大桃仁的量，或者加用郁李仁或当归。后两种药能润肠通便，并有利于消肿、活血。如有腹痛，则加延胡索，因它能镇痛，并有活血化瘀作用。

笔者使用活血化瘀药是受到《急腹症》的启

发。该书介绍了急腹症，如宫外孕，可以用中药治疗，并举出一些病例，说宫外孕病人腹腔中有很多血，不做手术，腹中的血也可以通过服中药而被吸收，其基本药物是三种药：丹参、赤芍、桃仁。后来笔者所用的活血化瘀方剂也是参考这本书。不过，宫外孕不做手术是不恰当的。不做手术，不能有效地止血。

中西药能互补不足，如慢性盆腔炎，用西药抗生素时间不可太长，否则会导致肠道菌丛失调。若用西药1~2周后，继续用中药治疗，病人容易接受，效果也很好。

中药的协同作用是明显的，这是中药复方的一个特点。笔者一般用三种清热解毒药，用量在10 g左右，属小剂量。虽然剂量小，但它们有协同作用，所以功效大，而且因剂量小，也不至于引起不良作用。即使服用较长的时间，如3~4周，多数病人也都能接受。慢性盆腔炎的炎症消退需要较长的时间，中药刚好能满足治疗的要求。不过，中药不是完全没有毒性的，用量过大，或服用时间过长，也是有问题的。

中药大多是口服药，所以保护胃甚为重要。清热解毒药多寒凉，容易伤胃。为此，在方剂中，宜加用陈皮和白术，陈皮能理气、调中、燥湿、健胃、助消化，能舒解胃脘胀痛和酸性分泌过多；白术能补气健脾、燥湿，能帮助克服脘腹胀痛。在使用清热解毒药时，这两味药必不可少。

中医有戒口的观点，但一般西医不习惯告诉病人戒口。笔者认为在一定程度上，戒口是可取的。例如，在疾病治疗期间，少食或不食虾、蟹等海鲜食物为好，这些食物容易引起所谓的“发”。以笔者的理解，“发”就是使已存在的、隐蔽的炎症加剧而明显起来。临床观察也确实如此。一些慢性盆腔炎病人吃了虾之后，下腹更觉不适。又例如，一名牙痛或牙龈有不适的病人，吃了虾蟹后，立即肿痛加剧。反过来，对人体保健有好处，甚至能治病的食物也很多，这就是中医所说的药食同源。

中医注重环境和气候，它对人体的影响也是明显的。在笔者接诊过的病人中，有一名妇女，她说她曾经行军，涉水过河。当时是冬季，河水冰冷。过河后，她长时间闭经。当然，除了类似这样的自然环境影响外，家庭和社会环境的影响也是非常大的。

若病人有闭经史，又有饮食喜恶的改变，加上诊脉为滑脉，中医师就会作出妊娠的诊断。其中滑脉是很重要的依据。因为当妊娠至两个月及以后，病人体内性激素显著增加，各种组织都会受到不同程度的影响，而同时血容量也会增加。此时，血管壁的弹性明显增强，使检查者有“滑”的手感。在停经两个半月至三个月后，中医根据对滑脉的认识诊断妊娠，笔者认为多数是可靠的。

笔者的中医中药知识，主要靠自学和实践；在实践中琢磨、体会，也不间断地看一些书，参考别人的经验，把学到的东西逐步深化。笔者认为，从掌握治疗手段的角度来说，多懂一些中医中药知识，治病能更加游刃有余，效果也会更理想。

【二十二】早年一些极端案例的回忆

新中国成立初期，云南边疆的少数民族地区生活条件是很艰苦的。人们如要从一个小镇出境到国外，走几个小时路就可以了，但如要从该小镇到省会，即使坐汽车也要 3 天。一个人患了重病，他所承受的痛苦和期望及时得到治疗的心情，是难以想象的。以下是一些令笔者一生难忘的案例。

1. 忽略性横位

一名从山上抬下来的病人，奄奄一息。把盖着的有血迹的粗布掀开，可见到一只肿胀发紫并有血迹的胎儿手臂从病人阴道伸出来，血水缓慢地沿着毫无生气的胎儿肢体滴下。病人腹部膨胀，下腹部更宽，触痛及反跳痛明显，全身皮肤发热，说明子宫已经破裂，病人危在旦夕。

对这种病人的处理是马上输液，抗休克，静滴抗生素，对伸出来的胎儿上肢及产妇阴道、外阴及腹部消毒。在乙醚全麻下，施行内倒转术。拿下来的胎儿已经死亡多时了，但随着胎儿的取出，产妇的小肠及大网膜也从阴道口滑出来。此时应立即进行剖腹手术，一边由助手将肠子清洗消毒后送回腹腔，一边找出子宫下段的破口，稍作修整后，进行缝合，最后在腹腔放置引流条，以便炎性渗出物及血水流出。经过几天的治疗，病人竟奇迹般地好转了。引流条取出后没几天，发烧就完全退了，病人慢慢地就能下床走路了。

在笔者的记忆中，所有这样抬来的病人，最终都能康复，没有不治的。有一名病人，笔者印象特别深刻。她来时也是横位，子宫破裂，但只是不完全破裂，即子宫肌浆膜层仍完整，腹腔内容物没有

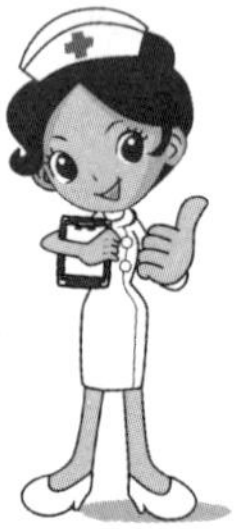

滑脱出来。因为腹膜是完好的，出血又不多，胎儿取下后，她的痛楚也大为减轻。子宫破裂口是要剖腹修补的，但她坚决不肯做手术，其实就是怕丧失劳动力。康复后，她就回去了。大约过了两年，她又来住院，这次是来分娩的。她竟然顺利地产下一名婴儿，这证明她的子宫愈合良好。此例及以上所说的病例，都生动地说明农村劳动妇女的身体是硬朗的，有极强的抵抗力，只要给予适当的治疗，就能克服疾病的痛苦而生存下去。

2. 膀胱阴道瘘

到山区巡回医疗时，笔者看到这样一名病人，她在田里劳动，但只是一个人，远远地在一处，远离在地里的其他人。当你走近她时，会闻到一股强烈刺鼻的尿臭气味，她是膀胱阴道瘘病人。

这是难产以后得的病，有些女性得了此病后，在家里完全没有地位了，甚至还悲惨地被丈夫抛弃。

笔者所见到的膀胱阴道瘘病人，绝大多数都能通过修补手术而治愈。只有个别病人，因膀胱壁破损太多、瘘口过大而须送往省会医院，用肠壁移植来代替膀胱壁进行修补。

有一名病人，得了此病后，与丈夫离了婚。她在医院进行了两次修补术，最后痊愈了。为了表示感激，她留在医院帮一名医生带小孩很多年。后来，她有幸遇到一位男士，他们结了婚，过着安稳的生活。

3. 子宫脱垂

那是20世纪70年代，笔者在农村基层，被叫去为一个已死的人做尸体检查。来人说，死者割下身体上的一团肉，最后死亡，要笔者检查核实。笔者到现场时，见到一名农村中年妇女的尸体。她的阴道有一个比较整齐的切口。从切口，手指可以探入腹腔，触到卵巢和部分输卵管。无疑，该妇女是自己用刀割掉了完全脱垂出来的子宫，因为流血过多而死亡。割下来的子宫已找不到。

子宫脱垂，做手术就可以解决，又何必这样

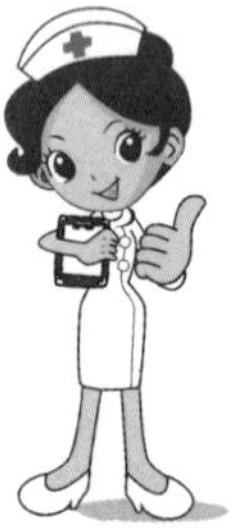

呢？可以想象，一方面，病人不知道此病可以治疗，怕经济负担太重，又羞于就诊，而且丈夫冷漠无情，使其承受着巨大的心理压力；另一方面，脱出来的子宫因摩擦而溃烂流血，痛楚难忍，不但影响日常生活，也使人无法劳动，于是，她下狠心割掉这个“负担”，结果丧失了性命。

这样的尸检，使人心情沉重。每当想到此事，不禁欷歔。后来国家出台了相关政策，免费治疗子宫脱垂和尿瘘。随着国家经济的发展和生育政策的调整，这两种病现在已极少见到。

参考文献

[1] 曲京峰，张少华，谢荣．中药学［M］．上海：上海中医药大学出版社，1990.

[2] 曹泽毅．中华妇产科学［M］．北京：人民卫生出版社，1999.

[3] 李仪奎，姜名瑛．中药药理学［M］．北京：中国中医药出版社，1992.

[4] 郑惠国，梁素娣．现代妇科治疗学［M］．广州：广东科技出版社，1995.

[5] 李大慈．现代产科治疗学［M］．广州：

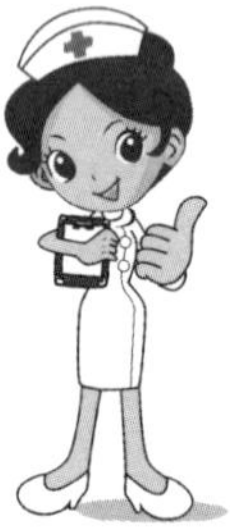

广东科技出版社，1997.

［6］ Christopher P. Crum, Marisa R. Nucci & Kenneth R. Lee. *Diagnostic Gynecologic and Obstetric Pathology*[M]. Philadelphia: Elsevier Health Sciences, 2011.

［7］ R. Putz, P. Rabst. Sobotta 人体解剖学图谱（第21版）［M］. 董大翠，宋本才译. 北京：北京大学医学出版社，2005.

［8］ Eberhard Merz. *Ultrasound in Obstetrics & Gynecology*(Vol. 2: Gynecology)[M]. New York: Geory Thieme Verlag, 2007.

［9］郑怀美. 现代妇产科学［M］. 上海：上海医科大学出版社，1998.

［10］张永祥. 中药药理学新论［M］. 北京：人民卫生出版社，2004.

［11］云南省德宏州卫生局. 德宏医药 1979—1981.

［12］张希德. 实用临床药物手册［M］. 上海：上海科技教育出版社，1995.

［13］王德志，罗焕频，石一复. 中国妇女产科专家经验文集［M］. 沈阳：沈阳出版社，1994.

［14］王晓萍，谢靳．妇产科病证治精要［M］．上海：科学技术文献出版社，1999.

［15］王立山，中医妇科论治［M］．香港：香港医药出版社，1998.

［16］董宏生，韩永刚．妇产疾病临床常用中药指南［M］．北京：科学技术文献出版社，2006.

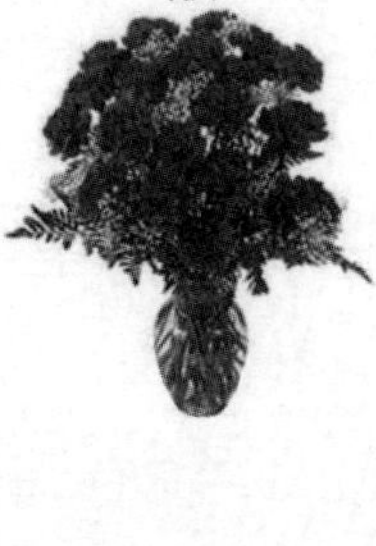

后记

本书记录了笔者近60年医者生涯中的一些重要临床经验和技巧，书中提到的有些手术，如内倒转术、膀胱阴道瘘修补术，现在的医院基本上用不着了，所以原打算不写入书中。但后来想到，放入其中也是一个时代的见证。新中国成立初期，百废待兴，人们生活极其艰辛，医疗条件落后，本书中描述的一些情况，也许有助于现代人了解以前的医疗状况。

此书得以付印全归功于我的子女郑运、郑玲和郑景辉，在此对他们表示感谢。

郑华恩

2012年3月